AF511160

Pflege PRAXIS

Ursula Kriesten | Michael Becker

Kommunikations-Coach für Pflegekräfte

Schluss mit Missverständnissen und Irritationen

Praxisbeispiele, Formulierungstipps, Reflexions-Checks

schlütersche

Dr. Ursula Kriesten, MBA, ist Gesundheits- und Pflegewissenschaftlerin und verfügt seit mehr als 40 Jahren über Berufs- und Führungserfahrung im Bildungsbereich für Pflege- und Gesundheitsberufe. Sie ist Krankenschwester, Lehrerin für Gesundheits- und Pflegeberufe, Master of Business Administration und promovierte in Gesundheits- und Pflegewissenschaften. Über 25 Jahre entwickelte und leitete sie die Akademie Gesundheitswirtschaft und Senioren des Oberbergischen Kreises. Sie lehrt an Hochschulen und arbeitet als Gutachterin, Fachbuchautorin und Beraterin.

Michael Becker fand nach einer Ausbildung und Tätigkeit in der Finanzverwaltung aus Interesse an der Psychologie den Weg in die Sozialpädagogik, die Geragogik und in die Mitarbeit und Verantwortung, sowie Weiterentwicklung sozialer Dienste im Bereich der Altenhilfe. Seit 2012 ist er freiberuflicher Dozent an Akademien für Gesundheitsberufe im Rheinland mit den Schwerpunkten Umgangsformen bei Menschen mit Demenz, Kommunikation und Konfliktbewältigung. 2020 veröffentlichte er ein kleines Lehr- und Bilderbuch über das Thema Demenz.

»Intuition ist nicht nur ein Bauchgefühl, sondern immer richtig. Es ist die unbewusste soziale Kompetenz.«

MICHAEL BECKER

»Besser kommunizieren erleichtert das Leben, optimiert die Lebensqualität und fördert die soziale Intelligenz.«

URSULA KRIESTEN

Bibliografische Information der Deutschen Nationalbibliothek
Die Deutsche Nationalbibliothek verzeichnet diese Publikation in der Deutschen Nationalbibliografie; detaillierte bibliografische Daten sind im Internet über http://dnb.de abrufbar.

ISBN 978-3-8426-0912-9 (Print)
ISBN 978-3-8426-9217-6 (PDF)
ISBN 978-3-8426-9218-3 (EPUB)

Originalauflage

Aus Gründen der besseren Lesbarkeit wurde in diesem Buch gelegentlich die männliche Form gewählt, nichtsdestoweniger beziehen sich Personenbezeichnungen gleichermaßen auf Angehörige des männlichen und weiblichen Geschlechts sowie auf Menschen, die sich keinem Geschlecht zugehörig fühlen.
Autorin und Verlag haben dieses Buch sorgfältig erstellt und geprüft. Für eventuelle Fehler kann dennoch keine Gewähr übernommen werden. Weder Autorin noch Verlag können für eventuelle Nachteile oder Schäden, die aus in diesem Buch vorgestellten Erfahrungen, Meinungen, Studien, Therapien, Medikamenten, Methoden und praktischen Hinweisen resultieren, eine Haftung übernehmen. Insgesamt bieten alle vorgestellten Inhalte und Anregungen keinen Ersatz für eine medizinische Beratung, Betreuung und Behandlung.
Etwaige geschützte Warennamen (Warenzeichen) werden nicht besonders kenntlich gemacht. Daraus kann nicht geschlossen werden, dass es sich um freie Warennamen handelt.

Lektorat: Claudia Flöer, Text & Konzept Flöer
Covermotiv: tomozina1 – stock.adobe.com und 3dillustrations – stock.adobe.com
Covergestaltung und Reihenlayout: Lichten, Hamburg
Satz: Sandra Knauer Satz · Layout · Service, Garbsen
Druck und Bindung: Salzland Druck GmbH & Co. KG, Staßfurt

Inhalt

Vorwort

Du[1] liest in einem kleinen Handbuch als Coaching to go. Es entstand in Reduzierung und Konkretisierung des bereits erschienenen Buches: »Kommunizieren und Führen in der Pflege – gewusst wie. Stärken erkennen, Kompetenzen schärfen«[2].

Menschen können sprechen und sich verstehen. Dieser Kommunikationsprozess ist sehr vielfältig und birgt aber auch viele unerwartete Störungen und Missverständnisse.

Dieses Buch richtet sich an Pflegende und Führungskräfte, die ihre Kommunikation schärfen und optimieren möchten, in allen Settings und Situationen der Pflege. Der Pflegeberuf erfordert von Pflegenden eine hohe und geübte Kommunikationskompetenz. Pflegesituationen bedingen sich häufig durch schwierige Rahmenbedingungen und erfordern von Pflegenden schnelle, respektvolle, empathische und personenzentrierte Antworten und Gespräche. Aber: Jeder Mensch ist gefangen in seinen erlernten Verhaltensmustern und in seinem individuellen oder starren Selbstkonzept. Da fällt die flüssige Kommunikation manchmal schwer. Hier hilft nur Reflexion, Offenheit und Übung.

Bevor Du Dich fragst, welche störenden und hinderlichen Gesprächsanteile liegen bei meinem Gegenüber, solltest Du Dich immer zuerst fragen, welche Anteile liegen bei mir?

---

[1] Wir haben uns für das »Du« entschieden, weil wir Dich mit diesem Coaching-Buch persönlicher erreichen möchten.

[2] Kriesten U, Becker M (2023): Kommunizieren und Führen in der Pflege – gewusst wie. Stärken erkennen, Kompetenzen schärfen. Hannover, Schlütersche

Das Buch bietet Dir komprimiert wichtige und anwendbare Tipps, Beispiele, Erkenntnisse und Reflexionsübungen, um Deine Kommunikation in Fluss zu bringen und Dich bewusst auf schwierige Kommunikationssituationen vorzubereiten.

Wir wünschen Dir viel Spaß und einen hohen Nutzen mit diesem Buch. Nimm die Anregungen wahr, motiviere Dich, »Deine Rede zu pflegen« und rede gut in der und über die Pflege.

Wiehl und Kürten im Juli 2024 Ursula Kriesten und Michael Becker

Hinweise und Aufbau

Dieses Buch bietet Dir:

- Möglichkeiten, Deine Kommunikation zu optimieren,
- den Einkaufwagen der Kommunikation kennen und anwenden zu lernen (▶ Kap. 1),
- einen Einblick in ein starres und fluides Selbstkonzept (▶ Kap. 2),
- Einblicke in Ursachen, die zu Sprachlosigkeit führen, wie zum Beispiel Ich-Zustände (▶ Kap. 3),
- praktische Tipps, direkte Anleitungen für irritierende Kommunikationsmomente,
- ordnende Hinweise zur Architektur eines Gesprächs und Notfallsätze (▶ Kap. 3.2),
- Kommunikationstipps für Führungspersonen und Hinweise zum Vermeiden von Monkey-Business (▶ Kap. 5.3),
- Tipps für No-Gos und Gos,
- Basis- und Entwicklungssätze für Pflege- und Führungspersonen (▶ Kap. 5),
- Anregungen für wertschätzende Wortbeiträge (▶ Kap. 4.1),
- Checklisten, um das Gelernte zu ordnen und zu reflektieren,
- Coaching-Notizen zum Üben, um den Kommunikationswirrwarr zu ordnen (▶ Kap. 6).

Tipps, Beispiele und Erkenntnisse strukturieren den Text.

Tipp
Wir geben immer wieder Tipps, die in konkreten Fällen weiterhelfen.

Beispiel

In diesem Buch begleitet Dich wieder die Auszubildende Yoko, die mit vielen Beispielen und Überlegungen die Inhalte und Themen bereichert.

Wichtig

Wichtige Erkenntnisse und Informationen finden sich in diesen Kästen.

Am Ende des Buches folgt ein Übungsteil (▶ Kap. 6), mit dem Du Dich selbst coachen kannst.

1 Der persönliche Einkaufswagen der Kommunikation

Du entscheidest über Deinen Reichtum an Sprache, Worten und Deine Wirkung auf Menschen.

Zunächst etwas Positives: Für Deine Kommunikation bist Du selbst verantwortlich und Deine Kommunikations-Kompetenz kannst Du selbstbestimmt und selbstständig weiterentwickeln.

> Gute Kommunikation ist entscheidend für glückliche Beziehungen, für professionelles pflegerisches Handeln und Erfolg im Beruf. Gute Kommunikation kann gelernt und kontinuierlich weiterentwickelt werden. Pflege ist Teamarbeit. Die Zusammenarbeit mit anderen Menschen ist entscheidend für die Pflegequalität, aber mitunter ganz schön anstrengend.

Wir (Michael Becker und Ursula Kriesten) haben durch unsere langjährige Berufstätigkeit festgestellt, dass man für die Kommunikation im Alltag einen persönlichen Einkaufswagen benötigt. Der Gang durch den Supermarkt – den Kommunikations-Markt – ermöglicht Dir, Deine Fähigkeiten der Kommunikation zu erkennen, zu reflektieren und auszubauen. Du kannst Dir klarmachen:

- Was hast Du bereits im Einkaufswagen?
- Welche positiven Eigenschaften in der Kommunikation besitzt Du schon und welche benötigst Du noch?

- Negative Produkte solltest Du in positive umtauschen.
- Überlege: Was kannst Du besonders gut und was kannst Du (noch) nicht so gut? Beispiel: Du kannst vielleicht gut aktiv zuhören, aber schlecht Kritik formulieren.
- Nutze nicht die Billig-Angebote. Nimm nur das Gute aus dem Regal – Orientiere Dich immer an Wertschätzung statt Geringschätzung.

Kommunikation spielt im Pflegebereich die entscheidende Rolle und unbedachte, nicht reflektierte Aussagen können die Beziehung zum zu pflegenden Menschen oder zum Mitarbeitenden empfindlich stören, ja sogar zerstören. Deswegen ist es wichtig, dass Pflegekräfte sich mit ihrem kommunikativen Selbstkonzept und ihrer Kommunikationskompetenz auseinandersetzen und sich gegebenenfalls dabei Unterstützung suchen.

Auch Kommunikation muss und kann man lernen und entwickeln. Kommunikationsprozesse und das eigene kommunikative Verhalten auf ihre Entstehung und Wirkung hin zu analysieren, kann bereichernd und wertschöpfend sein.

Menschen, die kommunizieren, brauchen mehr als nur die theoretischen Kenntnisse und Modelle zur Kommunikation; sie müssen Kommunikation in unterschiedlichen Situationen praktisch erlernen, erfahren, reflektieren und optimieren, um professionell ihren Beruf ausüben zu können.

In schwachen Momenten läufst Du Gefahr, dass Deine Emotionen die Oberhand gewinnen. Und unter diesen Umständen gerät so manche Konversation schnell außer Kontrolle. Das drückt die Stimmung – sowohl Deine eigene als auch die Deiner Gesprächspartner*innen. Im schlimmsten Fall schadet das sogar der allgemeinen Versorgungsqualität des Pflegebetriebs.

Beispiel **Yoko geht in den Kommunikations-Supermarkt**

Die Pflegeauszubildende Yoko möchte ihre Kommunikation verbessern und schlendert gedanklich mit ihrem Einkaufswagen durch den Kommunikations-Supermarkt. Sie entscheidet sich für das ein oder andere Angebot, um ihre Kommunikation zu optimieren.
Yoko hat sich bewusst vorbereitet und reflektiert: In welchen Kommunikationsbereichen bin ich stark und in welchen benötige ich Optimierung?
Yoko entscheidet sich insbesondere für mehr Achtsamkeit, Aktives Zuhören und Wertschätzung, um Kommunikation gut zu gestalten.

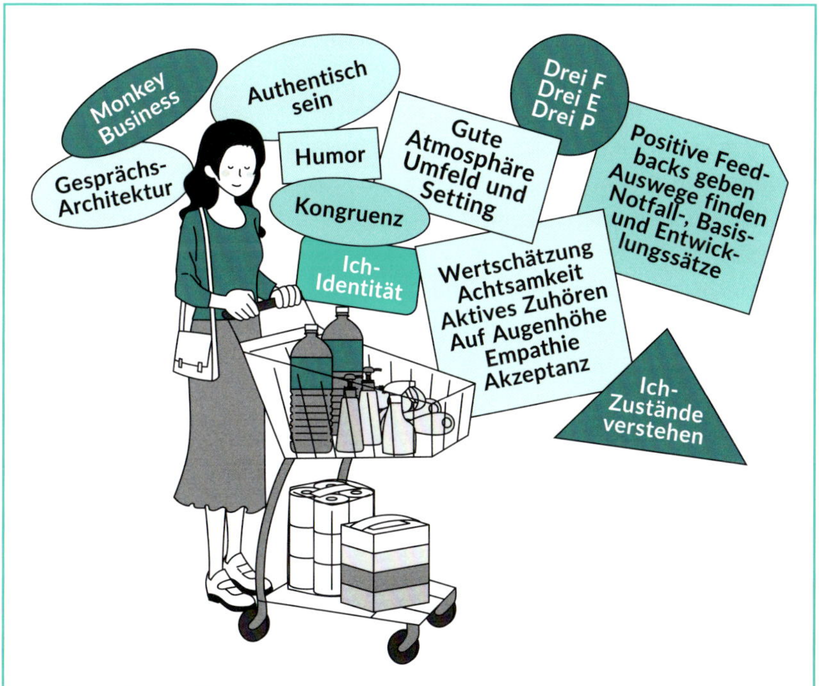

Abb. 1: Der persönliche Einkaufswagen der Kommunikation.

Kongruenz bedeutet: Inhalt und nonverbale Signale stimmen überein. **Authentisch sein** bedeutet: Echt sein und nicht gespielt etwas sagen. Warum Humor? **Humor** in der Kommunikation ist wichtig, um angespannte Situationen auf eine menschliche Ebene zu bringen.

> *Wichtig* **Beachte das Umfeld und das Setting**
>
> Die Umgebung bildet und beeinflusst immer den entsprechenden Rahmen während jeder Kommunikation.

- Für Deine Kommunikation, Dein Sprechen und Verstehen bist Du selbst verantwortlich.
- Wähle bewusst aus, was Du in Deinen Kommunikations-Einkaufswagen packen möchtest.
- Nutze Deine Auswahl aktiv und übe damit.
- Entwickele eine wertschätzende, partnerschaftliche Kommunikation, die gekennzeichnet ist von Respekt und Akzeptanz.
- Wenn Du Menschen akzeptieren kannst, kommst Du leichter durch das Leben.
- Nimm Menschen an, wie sie sind.
- Kritisiere nie die Person, sondern ihr Verhalten.
- Positive Resonanz und gegenseitige Wertschätzung stärken Beziehungen.

> *Wichtig* **Defizitäre oder positive Sichtweise?**
>
> Mit einer defizitären Sichtweise würdest Du sagen: In welchen Kommunikationsbereichen bin ich nicht professionell?
>
> Mit einer positiven Sichtweise kannst Du sagen: In welchen Kommunikationsbereichen ist mein Entwicklungspotenzial am größten?

Wesentlicher Treiber und die Basis Deiner Kommunikation sind Deine bisher gemachten Erfahrungen und Deine jeweils aktuelle und situationsabhängige Motivation. Hier ein kurzer Einblick, welche Motivatoren Dich beeinflussen: Fun, Flame und Flocken.

1.1 Die drei F: Fun, Fame, Flocken – Deine Motivatoren

1

Ist Dir bewusst: Die Antreiber Deiner Motivation und Deines Entwicklungspotenzials sind Fun, Fame und Flocken? Hast Du Dich schon einmal gefragt: Was macht meine Motivation im Beruf aus? Was motiviert mich? Warum fällt es mir manchmal schwer, aus der Motivationslosigkeit herauszukommen oder erst gar nicht hineinzugeraten?

Im Berufsalltag stellst Du Dir wahrscheinlich häufig die Frage: Warum mache ich das alles, wozu der ganze Stress? Wie kann ich mich motivieren?

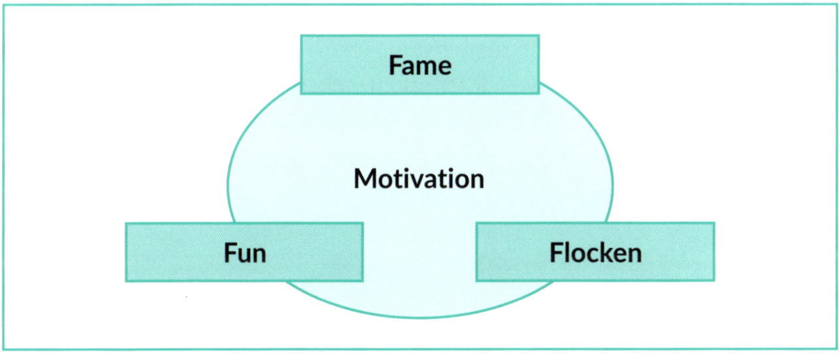

Abb. 2: Die drei F: Fun, Fame und Flocken.

Die drei F können bei dieser Frage helfen.

- Fun steht für Freude und Spaß im Job.
- Fame steht für Anerkennung und Bewunderung, die jeder Mensch benötigt.
- Flocken steht für Karriere, Aufstieg und Finanzen.

Beispiel Yoko reflektiert mit den drei F

Yoko ist mit ihrer Entscheidung Pflegefachfrau zu werden, sehr zufrieden. Sie reflektiert mit den drei F.
Die Arbeit macht ihr viel Freude. Sie erhält positive und individuelle Rückmeldungen von den zu pflegenden Menschen. Außerdem bekommt sie die Diskussionen über die gesellschaftlich hohe Bedeutung des Pflegeberufes mit. Demnächst will sie mit ihrem Chef über finanzielle Zuschläge zum Ausbildungshonorar und über eine Weiterbeschäftigung und Gehaltsvorstellungen nach der Ausbildung sprechen.

Du kannst glücklich sein, wenn alle drei F (Fun, Fame und Flocken) erfüllt sind. Zufriedenheit erreicht man dabei, wenn mindestens zwei F erfüllt sind. Erreichst Du keine zwei F (Motivationsstufen), besteht die Gefahr, durch Unzufriedenheit in den Burnout zu rutschen. Du hast es selbst in der Hand, ob Du durch Deine Haltung und Kommunikation positiv, mit Freude, Wertschätzung und Anerkennung agierst.

Wichtig

Deine Motivation ist die Basis Deines beruflichen Handelns. Sie bestimmt Dein Handeln und Deine Kommunikation. Anhand der drei F – Fun, Fame und Flocken – kannst Du reflektieren, wie es um Deine Motivation bestellt ist.

Check: Deine drei F

- Mach Dir bewusst: Wie schätzt Du Deine drei F ein?
- Welche Bedeutung haben die drei F für Dein berufliches Wirken, Dein persönliches oder privates Handeln und Deine Persönlichkeitsentwicklung?
- Bist Du in der Lage, Deine drei F aktiv zu optimieren, um Deine Motivation zu stabilisieren?

Wenn Du Dich um Deine Motivation gekümmert hast, schaue auf die Personen, die in Pflegesituationen in Gespräche involviert sind.

Tipp
Wenn Du auf die Ausgewogenheit von Fun, Fame und Flocken achtest, weißt Du, was Dich motiviert und was Dich im Job glücklich macht.

1.2 Die drei P: Pflege, Personsein, Persönlichkeit – Pflege Deine Rede im Pflegeberuf

Pflege ist Beziehungsarbeit und bedeutet ständige Interaktion mit Menschen. Pflegenden reichen nicht nur die theoretischen Kenntnisse zur Kommunikation, sondern sie müssen Kommunikation erlernen, erfahren, reflektieren und optimieren, um professionell ihren Beruf ausüben zu können.

Damit Du Deine Rede (Kommunikation) beim pflegerischen Handeln weiter optimieren kannst, helfen Dir die drei P. Sie stehen für Pflege, Person sein und Persönlichkeit.

Pflege: Pflege schließt die Förderung der Gesundheit, Verhütung von Krankheiten und die Versorgung und Betreuung kranker, pflegebedürftiger, behinderter und sterbender Menschen ein und bedeutet immer soziale Interaktion, in der Beziehung und Kommunikation eine wesentliche Rolle spielen. Soziale Interaktion umfasst immer das aufeinander bezogene wechselseitige Handeln.

Personsein: Jeder Mensch ist eine Person. Menschen achten Menschen – Personen achten Personen. Personsein kann ethisch moralisch verstanden werden. Das bedeutet, dass Du jeder Person mit Achtung und Würde begegnest. Jeder Mensch ist von Geburt an Person. Auch hirntote oder tote Menschen haben als Person den Anspruch auf Achtung ihrer Autonomie und Würde.

Die Person des zu pflegenden Menschen oder der Pflegenden umfasst und bedeutet mehr als nur Diagnose, Pflegegrad oder Qualifikation und Berufsbezeichnung. Personen entwickeln durch ihren Lebensweg, ihre Sozialisation ihre Persönlichkeit.

Persönlichkeit: Eine Persönlichkeit zu sein bedeutet, eine Person zu sein mit einer individuellen Persönlichkeitsentwicklung.

Mit einer Persönlichkeit zu kommunizieren bedeutet, mit einer Person als Individuum in Interaktion zu treten, mit ihrer spezifischen Eigenart, Neigung, Intelligenz, Biografie, ihrem Erscheinungsbild sowie ihren Fähigkeiten und Talenten.

Persönlichkeit kann psychologisch verstanden werden und umfasst das Verhalten und Handeln und die Lebenswerke und Lebensaktivitäten von Personen.

Persönlichkeitsentwicklung findet ein Leben lang statt durch Reflexion, Krisen, Bildung und Lebenserfahrung. Die Biografie und Persönlichkeit der Person sollten auf Seiten des zu Pflegenden, sowie der Pflegenden berücksichtigt und beachtet werden.

Um an die Persönlichkeit einer Person zu gelangen, kannst Du Interesse zeigen an der Biografie, den Interessen, Eigenheiten, dem Verhalten usw. des Dir anvertrauten Menschen. Du sollst im Pflegeberuf nicht belehrend und bevormundend kommunizieren. Der Ratsuchende soll sein Leben möglichst immer selbst in die Hand nehmen und selbstbestimmt entscheiden. Eine Person-orientierte, positive und wertschätzende Haltung gegenüber dem Ratsuchenden ist zu empfehlen.

Mit personenbezogenen Fragen zeigst Du Interesse und gelangst an die Persönlichkeit von Menschen.

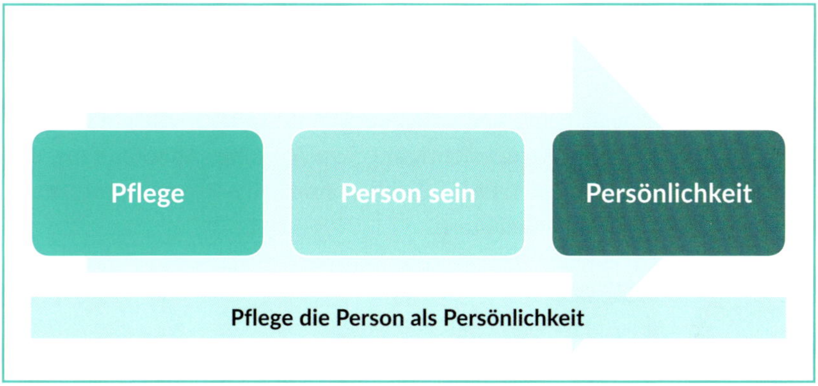

Abb. 3: Die drei P: Pflege, Personsein, Persönlichkeit.

Beispiele für personenbezogene Fragen:

- *»Wann und wo haben Sie Ihre Ausbildung gemacht?«*
- *»Was hat Sie in Ihrem beruflichen Umfeld am meisten geprägt?«*
- *»Was sind Ihre Wünsche, Ziele, Vorstellungen und Möglichkeiten nach dem Einzug ins Pflegeheim?«*

Beispiel **Yokos Erkenntnisse**

Yoko ist verunsichert, aber mit viel Freude in die Pflegeausbildung gestartet. Sie hat festgestellt, wenn sie Menschen mit Respekt und Würde behandelt, erfährt sie selbst ebenso Wertschätzung und Anerkennung. Yoko hat verinnerlicht, was Pflege umfasst, welche Bedeutung Kommunikation und Interaktion bei pflegerischem Handeln hat. Sie begegnet Menschen mit Empathie, Achtung und Würde. Sie realisiert, dass sie damit nicht nur zu der Person des zu Pflegenden, sondern auch zu dessen Persönlichkeit gelangt.
Sie hat gelernt, sich auf die Bedürfnisse ihrer Klienten zu konzentrieren. Wenn Yoko dies gelingt, bedeutet das, dass nur die Person des zu pflegenden Menschen im pflegerischen Handeln im Mittelpunkt steht.
Diese Wertschätzung durch Personenzentriertheit ist zu einem Merkmal von Yokos eigener Persönlichkeit geworden.

Die Persönlichkeit eines Menschen kann beschädigt, verletzt, zerrüttet oder bedroht sein. Die Seele und der Geist eines Menschen können durch Krankheit (z. B. Parkinson, Demenz oder Handicaps) beeinträchtigt sein – dennoch ist dieser Mensch eine wertzuschätzende Person. Personsein steht für nicht zu diskutierende Berücksichtigung von Achtung, Anerkennung und Würde. Der Vielfältigkeit von Persönlichkeit sind keine Grenzen gesetzt und verdienen Offenheit und Akzeptanz.

Wichtig

Personsein und Persönlichkeit sind nicht nur verschiedene Worte, sondern haben unterschiedliche Bedeutungen, die beim pflegerischen Handeln die wesentlichen Erfolge einer individuellen Interaktion gelingen lassen.

Check: Deine drei P

- Ist Dir bewusst, was zu Deiner Kommunikation und Interaktion im Pflegeberuf gehört?
- Begegnest Du Personen mit Achtung und Würde?
- Berücksichtigst Du bei Deiner Arbeit die Persönlichkeit der Dir anvertrauten Personen?

Tipp

Verinnerliche Deine Grundhaltung von Wertschätzung, Respekt und Akzeptanz. Pflege die Dir anvertraute Person respektvoll, achte sie als Person und berücksichtige ihre Persönlichkeit. Der wertschätzende Umgang mit der Persönlichkeit von Personen trägt die Beziehung in der pflegerischen Arbeit.

1

1.3 Die drei E: Emotion, Empathie und Ergebnisorientierung – Deine Balance

Wie behältst Du auch in schwierigen Kommunikationssituationen Deine Emotionen in Balance, oder wie bekommst Du Deine Gefühle in den Griff, um das Ziel Deiner Kommunikation erreichen zu können? In der Vielzahl und Regel der Fälle heißt das Zauberwort hier »Empathie«. Empathie kannst Du lernen, verfeinern, insbesondere kannst Du empathische und respektvolle Kommunikation lernen.

Im Drei-E-Kommunikationsmodell der Balance stehen Emotion, Empathie und Ergebnisorientierung im Dreieck zueinander (▶ Abb. 4). Der Kreis vereint die Dreieckkonstellation und verbindet sie zu einer Gemeinschaft. Im Zentrum des Modells steht die Sache (Sachkern).

Emotion, Empathie und Ergebnisorientierung kreisen um diesen Kern der Sache, bedingen sich gegenseitig und bewirken in Kommunikationsprozessen störungsmildernde Verständigung, vorausgesetzt: Der Kern des Kommunikationsprozesses, also die Sache, bleibt im Fokus.

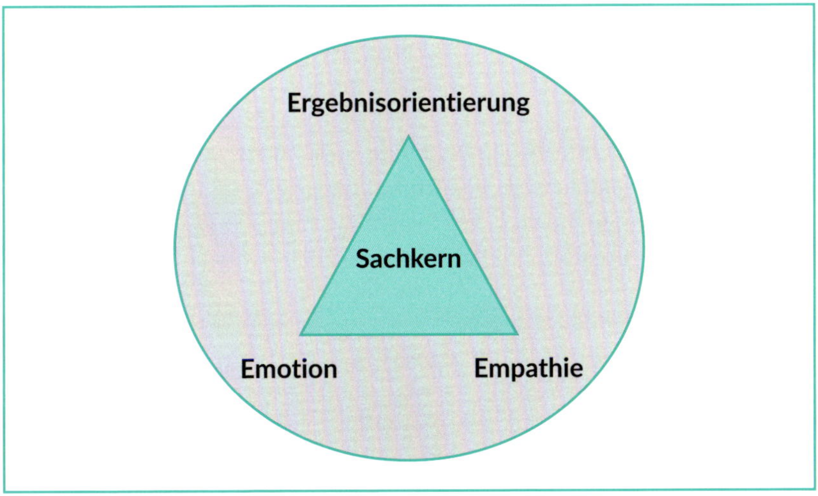

Abb. 4: Das Drei-E-Kommunikationsmodell der Balance.

Emotion, Empathie und Ergebnisorientierung bewirken Balance, wenn Du sie gezielt, strukturiert und ausgewogen in Deiner Kommunikation einsetzt. Das Drei-E-Kommunikationsmodell der Balance verhilft Dir zu starker Kommunikation in schwierigen Situationen, weil es Deine Gedanken in komplexen Gesprächen strukturiert.

Zur Abfolge in Gesprächen: Grundsätzlich sollten erst Emotionen (Deine eigenen und die Deines Gegenübers) erspürt, erfragt und reflektiert werden, um danach Missverständnisse zu klären, bevor Du Dich dem Sachkern zuwenden kannst.

Betrachte immer die Emotionen und Gefühle Deines Gegenübers, bevor Du Dich im Gespräch der sogenannten »Sache« zuwendest.

Emotion in der Kommunikation bedeutet für Dich: Formuliere Dein Gefühl und gehe in die partnerschaftliche Grundhaltung. Formuliere Deine Haltung, sage, was Dir wichtig ist und was Dir widerstrebt. Erkenne Dein Gegenüber an und verurteile es nicht – damit werden Vorurteile verhindert. Jeder Mensch ist ein emotionales Schichtenwesen[3], und hinter jeder Emotion stehen noch weitere Gefühle und Themen (z. B. Erfahrungen, Konflikte aus Familie und Beruf). In der Regel wird lediglich das oberste Gefühl mitgeteilt, doch dahinter verbergen sich noch mindestens zwei weitere Schichten mit Gefühlen.

Empathie im Gespräch bedeutet: Fühle Dich in die Situation und Dein Gegenüber ein, erkenne sein Bedürfnis, frage nach seinen Vorstellungen, versuche zu formulieren, was Dein Gegenüber fühlt, und zwar echt und ehrlich, damit eine gute Kommunikationsatmosphäre entsteht.

---

[3] Vgl. Schulz von Thun F (1997): Miteinander Reden 2. Stile, Werte und Persönlichkeitsentwicklung. Rowohlt, Reinbek bei Hamburg, S. 137

Unsicherheit und Angst kannst Du immer in der Gestik und Mimik Deines Gegenübers erkennen: Freude, Wut, Traurigkeit, Ekel, Verachtung, Erstaunen und auch Angst verraten sich schnell. Umso wichtiger ist es, dass Du gut beobachtest. Diese sensible Beobachtung Deines Gegenübers sollte in Dir Empathie und Verständnis wecken.

Beachte und optimiere immer auch Deine Selbstempathie.

Ergebnisorientierung bedeutet in Kontext des Drei-E-Modells: Du kommunizierst ergebnisorientiert, wenn Du über fachliches und methodisches Kommunikationswissen und -können verfügst und dieses gezielt einsetzt, um Dein selbst gesetztes geistiges oder praktisches Ziel oder das Deines Gegenübers zu erreichen. Ergebnisorientierung bedeutet, die Aufmerksamkeit Deiner Kommunikationspartner auf definierte Ziele zu lenken, um das optimale Ergebnis für alle Beteiligten zu erreichen.

Nur das Wissen über Kommunikationsstrukturen, -methoden und -wirkungen reicht nicht aus, um ergebnisorientiert kommunizieren zu können. Du musst üben, üben und noch einmal üben, um kompetent zu werden. Kompetenz entsteht nicht durch Wissen, sondern durch Können. Du benötigst eine Ergebnisorientierung, damit Du fähig bist, schnell und ungehindert kommunizieren und handeln zu können, um Ziele zu erreichen oder zu übertreffen.

Kläre den **Sachkern**. Kläre, was zu tun ist und was im zentralen Fokus der Kommunikationssituation steht. Was ist das ggf. hinter den Emotionen liegende Ziel? Verwandle Bewertungen in Beobachtungen.

Beispiel **Yoko bleibt in Balance**

Yoko nutzt in schwierigen Kommunikationssituationen das Drei-E-Modell der Balance. Die drei E des Kommunikationsmodells der Balance bieten ihr eine Gedankenstütze und leiten sie in der Kommunikation (Emotion, Empathie und Ergebnisorientierung) an.

Beispiel: Josef Schneider wird morgen an der Aorta operiert. Er wirkt sehr ängstlich, nervös und äußert seine Sorgen.

Emotion
Yoko wählt folgenden Einstiegsatz, um an der Emotion von Herrn Schneider anzuknüpfen. *»Guten Tag Herr Schneider, ich bin Ihre zuständige Pflegerin. Wie fühlen Sie sich?«*

Empathie
»Ich kann Ihre Situation gut verstehen. Sie werden morgen operiert und haben noch offene Fragen.«

Ergebnisorientierung
»Mir ist wichtig, dass ich Sie noch informiere und für Fragen zur Verfügung stehe.«
»Wenn Sie heute Abend einschlafen, sollten Ihre Fragen zur morgigen OP möglichst beantwortet sein.«

Sachkern
Josef Schneider wird an der Aorta operiert und hatte offene Fragen.
Alle Fragen wurden beantwortet. Auf seine Emotion wurde empathisch eingegangen.

Check: Deine drei E

- Kläre, warum es wichtig ist, auf die Emotionen und Gefühle Deines Gegenübers einzugehen, bevor Du im Gespräch zu sachlichen Dingen kommst.
- Übe, im Gespräch empathisch auf die Emotionen Deines Gegenübers zu reagieren.
- Übe den Gesprächsaufbau mit dem Drei-E-Kommunikationsmodell der Balance. Beherrschst Du die Struktur?
- Orientiere Dich immer im Gespräch an Deinem Gesprächsziel und am angestrebten, definierten Ergebnis.

Wichtig

Arbeite mit dem Drei-E-Modell der Balance: Identifiziere Gefühle, kläre Bedürfnisse, die nicht befriedigt sind, und stelle Emotion, Empathie und Ergebnisorientierung ins Dreieck. Fokussiere dabei immer auf den Kern der Sache. Mit den Gedächtnisstützen »Emotion, Empathie, Ergebnisorientierung und Sachkern« kann Dir eine starke und ausbalancierte Kommunikation gelingen.

Gelingt Dir dies? Fühlst Du Dich sicher mit den drei E im Gespräch? Plane nun, Deine Kommunikationszutaten gezielt zu optimieren, um Deine Kommunikationskompetenz erweitern zu können.

Tipp

Kommuniziere ergebnisorientiert. Werde Dir beim Sprechen immer Deiner Emotion bewusst. Du kannst vor jedem Gespräch die anstehenden Themen visualisieren, die Kommunikationsstruktur kurz planen und zu Papier bringen – so wie es Yoko tut. Um ergebnisorientiert zu kommunizieren, solltest Du das Thema benennen, Informationen beschaffen und präsentieren, Handlungen und Strategien sowie Lösungsansätze entwickeln.

1.4 Check: Plane den Einkauf Deiner Kommunikationszutaten

Der Einkauf Deiner Kommunikationszutaten sollte von Dir gut vorbereitet werden. Mach Dir bewusst, was Du in Deiner Kommunikation verbessern möchtest. Was gelingt Dir gut und was verunsichert Dich in Deiner Kommunikation?

Frage Dich und trage ein:

Tab. 1: Was gelingt mir in der Kommunikation gut und was verunsichert mich?

Was gelingt mir gut in meiner Kommunikation?	Was verunsichert mich in meiner Kommunikation?
Zum Beispiel: *Ich bin meistens authentisch.*	Zum Beispiel: *Es verunsichert mich, wenn ich von Angehörigen nicht akzeptiert werde.*
Ich kann wertfrei formulieren.	*Mich verunsichern und ärgern endlose Diskussionen und Lästereien im Team.*
In kann aktiv zuhören.	*Es verunsichert mich, wenn ich direkt eine Antwort auf eine Patientenfrage geben soll.*
Ich reagiere auf Emotionen empathisch.	*Manchmal machen mich die Gefühle meines Gesprächspartners sprachlos.*

Neben der Erhebung zu den Fragen, was Dir in der Kommunikation gut gelingt und was Dich eher verunsichert, kannst Du nun gezielt überlegen, wie Du Deine Kommunikations-Kompetenz erweitern möchtest.
Wenn Du Dich tiefergehend mit Dir und Deinen Kommunikationspartnern befassen möchtest, dann beschäftige Dich mit Selbstbild und Selbstkonzept, damit Du fluide Verhaltensmuster entwickeln kannst.
Die achtsame »Pflege Deiner Rede« im Pflegeberuf ist ein kontinuierlicher Entwicklungsprozess. Deine Kommunikationskompetenz kannst Du bewusst und gezielt ausbauen. Wenn Du Dich in Gesprächen unsicher fühlst, so sollte Dich dies nicht hindern, sondern motivieren, an Deiner Kommunikation bewusst zu arbeiten.

Tab. 2: Arbeite an Deinem Einkaufszettel zur Kommunikation

Schreibe auf, was Du zur Optimierung Deiner Kommunikation erwerben und entwickeln möchtest. Beispiele:
Ich möchte mir über meine Motivation im Beruf und in der Kommunikation bewusster werden.
Ich möchte während meines pflegerischen Handelns die Persönlichkeit der mir anvertrauten Personen berücksichtigen.
Ich möchte mit dem Drei-E-Modell der Balance meine Kommunikationskompetenz optimieren.
Ich möchte lernen, andere ausreden zu lassen.
Ich möchte lernen, den Menschen besser zuzuhören.
Ich möchte weniger beurteilen und verurteilen.
Ich möchte lernen, andere mehr zu loben.
Ich möchte langsam und durchdacht sprechen lernen, damit andere mich verstehen können.
Ich möchte wertschätzend und respektvoll formulieren können, ohne unsicher zu sein.
Ich möchte mit meinen Worten authentisch wirken.
Meine Worte sollen gewaltfrei verstanden werden.

Wichtig

Mit den drei F (Fun, Fame und Flocken), den drei E (Emotion, Empathie und Ergebnisorientierung) und den drei P (Pflege, Personsein, Persönlichkeit) kannst Du Deine Kommunikation (Deine Rede) bewusst weiterentwickeln und optimieren.

Eine »gepflegte Rede« ermöglicht den Redefluss, schafft Anerkennung, Selbstbewusstsein und Kompetenz.

Deine Motivation ist die Basis Deines beruflichen Handelns. Sie bestimmt Dein Handeln und Deine Kommunikation.

Tipp

Achte bei Pflege und Therapie Deine Dir anvertrauten Personen als Person und berücksichtige in der Kommunikation ihre Persönlichkeit.
Achte auch Deine Kolleg*innen und Mitarbeitenden als Personen und berücksichtige in der Kommunikation ihre Persönlichkeit.
Nutze bei schwierigen Gesprächen das Drei-E-Kommunikationsmodell der Balance. Es verhilft Dir zu starker Kommunikation in schwierigen Situationen, weil es Deine Gedanken in komplexen Gesprächen strukturiert.

2 Wenn es hakt – Vom starren zum fluiden Selbstkonzept

Sprechen ist mehr als das Aneinanderreihen von Wörtern und Weitergeben von Informationen.

Hast Du manchmal das Gefühl, dass es in der Kommunikation hakt und Du nicht genau weißt, woran es gelegen hat? Ein Gespräch hat einen anderen Verlauf genommen, als Du geplant und erwartet hast. Du konntest in einem Gespräch nicht mehr »abbiegen« und dem Gespräch einen anderen Verlauf geben. Dir blieb nur noch Sprachlosigkeit oder das Gefühl der Starre.

Eine offene und grundsätzlich wertschätzende Haltung und eine bewusste und reflektierte Auseinandersetzung mit dem eigenen Selbstkonzept können helfen.

Tipp
Beginne mit der Analyse Deines Selbstkonzeptes, bevor Du mögliche Störfelder und Ursachen bei Deinem Gegenüber suchst.

2.1 Selbstbild und Selbstkonzept – Deine Reflexionsressourcen

Fühlst Du Dich »selbstkompetent« und bist Du Dir Deines »Selbstbildes« bewusst?

Der kritische Blick auf Deine eigenen Kommunikations- und Führungskompetenzen, Dein Verhalten und Dein Selbstkonzept helfen Dir dabei, Dein Wissen und Können zur Kommunikation zu erweitern und zu optimieren. Selbstbild und Selbstkonzept sollten Dir als Begriffe und Konstrukte bekannt und geläufig sein.

Die Begriffe »Selbstbild« und »Selbstkonzept« werden oft synonym verwendet. Beide beziehen sich auf das Wissen, das ein Mensch von sich selbst hat. Das **Selbstbild** beruht auf Selbstwahrnehmung; das **Fremdbild** ist das Bild einer Person, wie andere es von außen wahrnehmen. Das Selbstbild misst sich am Idealbild, also daran, wie jemand gerne sein möchte.

Selbstbild und Idealbild werden im Selbstkonzept (Selbstkonstruktion) zusammengefasst. Überlege Dir ein Beispiel, bei dem Selbst- und Idealbild nicht deckungsgleich sind, so wie es im Folgenden der Fall ist:

Beispiel **Fremd- und Selbstbild sind nicht deckungsgleich**

Yoko soll einer Angehörigen eine Demenz-Broschüre übergeben und sie über den Verlauf einer Demenz informieren. Yoko fühlt sich unsicher, obwohl ihre Pflegedienstleiterin sie für sehr kompetent hält.
Das bedeutet: Die Pflegedienstleiterin hat ein höheres Idealbild von Yoko, als Yoko von sich selbst hat.

Wenn das Ideal nicht dem Selbstbild entspricht, entstehen Unsicherheit, Angst und Scham. Es führt zur Verunsicherung der Identität und zu einem geringen Selbstwertgefühl.

Wichtig **Selbstbild**

Dein Selbstbild, wie Du Dich selbst wahrnimmst, misst Du am Idealbild, das Du für Dich entwickelt hast. Selbstbild und Idealbild werden im Selbstkonzept zusammengefasst.

Zum Selbstkonzept gehört das Wissen über persönliche Eigenschaften, Fähigkeiten, Vorlieben, Gefühle und Verhalten.

Dein Selbstbild wird durch Interaktionsprozesse beeinflusst, in der Regel bleibt es aber relativ stabil, manchmal ist es sogar sozusagen starr. Soziale Interaktionserfahrungen sind die wesentlichen Modellierer Deines (starren) oder fluiden Selbstkonzeptes.

Erfahrungen und Übungen prägen Dein weiteres Verhalten. Du bist Baumeister*in Deines eigenen Selbstkonzeptes.

Tipp

Hast Du Dich schon einmal gefragt, welches Bild Du von Dir selbst hast? Wie sieht Dein (Selbst-) Konzept für Deine Zukunft aus? Bist Du motiviert, Dein möglicherweise negativ ausgeprägtes Selbstkonzept zu optimieren, z. B. durch Fortbildung, Reflexion mit Anderen oder Kollegiale Beratung?

Es ist wichtig, dass Du über Dein Bild von Dir selbst und über Dein Selbstkonzept nachdenkst. Dein Selbstkonzept entwickelte sich während Deiner Kindheit und Schulzeit, abhängig von sozialen, umweltbedingten und genetischen Faktoren, von Erfolgen und Misserfolgen, kongruentem und inkongruentem Feedback. Zu Deinen ererbten Faktoren gehören Temperament, gewisse Persönlichkeitsdispositionen usw., auch wenn der Anteil des genetischen Einflusses in der Forschung umstritten ist.[4]

Dein Selbstkonzept beeinflusst die Entfaltung Deiner Kompetenzen. Je nachdem, welche Erfahrungen und Rückmeldungen Du aufgenommen hast, beeinflussen diese den weiteren Umgang mit Deinen Kompetenzen. Erfährst Du positive Resonanzen, motiviert Dich das, weiter an Deiner Kompetenzentwicklung dranzubleiben und diese auszubauen.

Menschen mit einem starren bzw. negativen Selbstkonzept weisen meist eine geringe Erwartung an sich selbst auf als Individuen mit einem positiv ausgeprägten Selbstkonzept.

Wir alle erleben in unseren Settings, sei es Familie, Job oder Freizeit, Situationen, die mehr oder weniger planbar sind und wir reagieren häufig ebenso ungeplant. Du solltest aber die Zusammenhänge von Rollen und Verhaltensmustern erkennen können.

Durch Reflexion, Austausch und Lernen erweiterst Du Deinen Horizont. Du solltest wissen: Es gibt durchaus Reaktionen beim Gegenüber, die gar nichts mit Dir und Deiner ursprünglichen kommunikativen Absicht zu tun haben. Es kann sein, dass Dein Gegenüber unwirsch auf Deine Bitte Dir zu helfen reagiert – dafür ist aber weniger Deine Bitte verantwortlich als vielmehr eine Überforderung, die der andere verspürt.

Dennoch ist es wichtig, bei Dir selbst und Deinem Selbstkonzept zu beginnen und zu überlegen, welche Ursachen es für Dein eigenes Kommunikationsverhalten gibt.

---

[4] Vgl. Rogers CR (1973): Entwicklung der Persönlichkeit: Psychotherapie aus der Sicht eines Therapeuten. Klett-Cotta, Stuttgart

Beispiel **Yoko ist über Svens Reaktion entsetzt**

Die Pflegeschülerin Yoko bittet ihren Praxisanleiter Sven um Unterstützung beim Anfertigen einer Pflegeplanung. Sven entgegnet: *»So ein Quatsch. Das brauchst Du doch nie mehr in Deinem Berufsalltag. Damit werde ich mich nicht befassen und Du müsstest es doch seit einem Jahr können, sonst wirst Du die praktische Prüfung nicht bestehen.«* Yoko ist verunsichert und über die Reaktion von Sven entsetzt.

Erklärung:
Sven hat sich nie mit dem Erstellen von Pflegeplanungen befasst und reagiert widersprüchlich und nicht professionell. Er bewertet Pflegeplanung negativ. Er wertet Pflegeplanung ab und lehnt das Schreiben von Pflegeplanungen ab. Er übt auf Yoko Druck aus, mit den Worten, dass sie Pflegeplanungen seit einem Jahr beherrschen müsste und verunsichert sie mit dem Nichtbestehen der praktischen Prüfung. Sven reagiert überfordert, nicht authentisch und nutzt seine Kommunikation nicht wertschätzend, positiv wirkend und fördernd. Die Kommunikation von Sven wirkt destruktiv und inkongruent.

Auswirkungen:
Nun kommt es auf Yokos Reaktion an. Menschen mit geringer Selbstachtung versuchen, ihre leicht verletzbare Selbststruktur und ihre geringe Selbstachtung zu verteidigen und zu schützen. Erfahrungen, die ihr Selbstkonzept gefährden und noch mehr in Frage stellen, werden als bedrohlich wahrgenommen.
Für Yoko bleibt zu hoffen, dass sie sich weder verteidigt noch verletzt fühlt und vielmehr mit positiver und ausgeprägter Selbstachtung, einem möglichst realistischen und wertschätzenden Selbstbild (Selbstliebe) die Aufgabe Pflegeplanung ohne die Mitwirkung von Sven löst.

2.2 Vom starren zum fluiden Selbstkonzept

Menschen mit großer Selbstliebe und Selbstachtung verfügen über ein fluides Selbstkonzept. Sie haben das Talent, Widersprüche, Ansichten und Meinungen anderer zu akzeptieren. Durch diese Offenheit erweitern sie ihr eigenes (starres) Selbstkonzept und es entwickelt sich weiter zu einem fluiden. Das fluide Selbstkonzept wird zunehmend stimmiger, weil Erfahrungen und Erlebnisse integriert werden. Eine zunehmende Kongruenz (eine Übereinstimmung ihrer Verhaltensweisen mit ihrem Selbstkonzept) zeichnet diese Menschen aus. Sie wirken authentisch. Menschen, die ihr Selbstkonzept neuen Erfahrungen nicht anpassen können, erstarren in diesem. Sie verlieren Selbstachtung und Selbstwertgefühl (oder können dieses nicht entwickeln). Dadurch sind sie weniger in der Lage, Krisen zu überwinden und mit Konflikten umzugehen.

Beispiel **Yoko achtet sich selbst**

Yoko hat sich insofern in ihrem Selbstbild und Selbstkonzept positiv weiterentwickelt, als dass sie sich bei Vorwürfen nicht rechtfertigt.
Sie entgegnet dem Praxisanleiter Sven, der Pflegeplanungen grundsätzlich abwertet und auf Yoko Druck ausübt, mit den Worten: *»Sven, ich nehme wahr, dass Dich das Thema Pflegeplanung nervt. Danke für Deine offene Meinung und die Darstellung Deiner Sichtweise. Ich beherrsche die Struktur der Pflegeplanung schon gut und möchte sie gerne hier in der Fachabteilung praktisch anwenden und umsetzen. Vielleicht kannst Du mir eine Person nennen, die mir ein fachliches Feedback zur meiner geschriebenen Pflegeplanung, vor allem zum Evaluationsteil, geben kann.«*

Durch nicht überwundene und verarbeitete Verletzungen und negative Erfahrungen können Menschen dazu neigen, ihr altes Selbst und ihr starres Verhalten zu verteidigen. Sie können ihren inkongruenten Zustand nicht optimieren. Man spricht von **Inkongruenz**, wenn das aktuelle Verhalten und Erleben eines Menschen mit dem bestehenden Selbstkonzept und dem Verhalten, bzw. Gesprochenem nicht übereinstimmt.

Wichtig **Wenn das Selbstkonzept gefährdet ist**

Menschen mit geringer Selbstachtung versuchen, ihre leicht verletzbare Selbststruktur und ihre geringe Selbstachtung zu verteidigen und zu schützen. Erfahrungen, die ihr Selbstkonzept gefährden und noch mehr in Frage stellen, werden als bedrohlich wahrgenommen.

2.3 Reflexion und die Entstehung der Ich-Identität

Du kannst Dich nur weiterentwickeln, wenn Du erlernte Verhaltensmuster reflektierst und durchbrichst. Reflexion fördert Deine Identität und stärkt Dein Selbstbewusstsein. Die Identität wird gestärkt und Du verlässt Dein anerzogenes Ich. Es entsteht die persönliche Ich-Identität. Sie ist ein Balance-Akt zwischen der Individualität und der Übernahme von Rollen in unserem Leben.

Wichtig **Die Persönlichkeitsentwicklung hört nie auf**

Die Identität wird immer durch Ereignisse und Krisen geprägt und verändert. Aus diesem Grund benötigst Du Reflexion und eine balancierende Ich-Identität, die immer im Gleichgewicht ist (sich gut fühlen mit einem gesunden Selbstwertgefühl).

Wenn Du eine reflektierte Person bist, dann:

- stellst Du Dich gerne schwierigen, unklaren oder spannungsgeladenen Situationen,
- suchst Du Veränderungen und bist an Lösungen interessiert,
- kannst Du Denken und Handeln koppeln und probierst Lösungsideen aus,
- bist Du grundsätzlich neugierig, am Dialog und am Austausch mit anderen interessiert,
- bist Du bereit, aus der Erfahrung anderer und aus der eigenen Erfahrung bewusst zu lernen.

2.4 Check: Dein Selbstkonzept

Wie schätzt Du Dein Selbstkonzept ein? Ist es eher starr oder fluide?

Möchtest Du Dein Selbstkonzept reflektieren, weiterentwickeln und optimieren, oder bist Du der Meinung, dass Du perfekt und fertig bist? Jetzt bist Du an der Reihe, mit einer Übung zur Selbsteinschätzung Deines Selbstkonzeptes und Selbstbildes.

Überlege dabei: *Wie sehe ich mich? Wo sehe ich mich in fünf Jahren? Welche Haltung gegenüber anderen Menschen habe und zeige ich? Wie schätze ich mein aktuelles Selbstkonzept und meine Kommunikationskompetenz ein? Wer bin ich und wie möchte ich meine professionelle Pflegekompetenz weiterentwickeln?*

Tab. 3: Selbsttest zur Entwicklung einer starken Kommunikation und zur Optimierung Deiner Pflegeprofessionalität – 30 Items

Selbsttest Selbstkonzept/Selbstbild/ Kommunikative Kompetenz		1 Trifft gar nicht zu	2	3	4	5 Trifft voll zu
1	*Ich denke über meine eigene Entwicklung (in Vergangenheit und Zukunft) und mein Selbstkonzept nach.*					
2	*Ich habe ein positives Selbstbild von mir und finde mich ok.*					
3	*Ich trete authentisch auf und kann mich gut selbst präsentieren und reflektieren.*					
4	*Ich fühle mich von meinen Mitmenschen gut verstanden. Es kommt selten zu Missverständnissen.*					
5	*Ich handele eigenverantwortlich und selbständig.*					
6	*Ich kann andere Menschen nach Aussehen und Auftreten gut akzeptieren.*					
7	*Ich kann das Kommunikationsverhalten anderer Menschen gut tolerieren.*					

Selbsttest Selbstkonzept/Selbstbild/ Kommunikative Kompetenz		1 Trifft gar nicht zu	2	3	4	5 Trifft voll zu
8	*Ich verhalte mich anderen Menschen gegenüber grundsätzlich respektvoll.*					
9	*Meine Selbstwahrnehmung und Selbstreflexion sind gut entwickelt.*					
10	*Im eigenen Kommunikationsverhalten schätze ich mich als stabil und belastbar ein.*					
11	*Ich möchte (lebenslang) lernen und bin neugierig auf meine Zukunft.*					
12	*Ich verfüge über eine gute Kritik- und Konfliktfähigkeit.*					
13	*Ich betrachte Konflikte grundsätzlich als Chance und reagiere verbal entsprechend überlegt.*					
14	*Es fällt mir leicht, die Wünsche und Bedürfnisse meiner zu pflegenden Menschen zu erkennen und zu respektieren.*					
15	*Bevor ich Pflegeinterventionen durchführe, erfrage ich die Emotion und Zustimmung meines zu pflegenden Menschen.*					
16	*Bevor ich Pflegehandlungen durchführe, habe ich ein professionelles Arbeitsbündnis (Einverständnis und Ziele des Handelns erfragt und besprochen) und eine Pflegebeziehung mit dem zu pflegenden Menschen geschlossen.*					
17	*Ich habe eine gute Wahrnehmung für die erforderliche Nähe und Distanz gegenüber dem zu pflegenden Menschen.*					
18	*Ich kann gut die Perspektive meiner Klient*innen, Kund*innen und Patient*innen einnehmen.*					
19	*Ich beachte das Recht auf Selbstbestimmung und Teilhabe des zu pflegenden Menschen.*					

Selbsttest Selbstkonzept/Selbstbild/ Kommunikative Kompetenz		1 Trifft gar nicht zu	2	3	4	5 Trifft voll zu
20	*Ich kann mich gut auf den jeweiligen Entwicklungs- und Wahrnehmungszustand meines zu Pflegenden und den Bezugspersonen einstellen.*					
21	*Ich lasse grundsätzlich Fragen zu und bin bestrebt, adäquat zu antworten.*					
22	*Es fällt mir leicht, Angehörige in den Pflegeprozess einzubeziehen.*					
23	*Ich empfinde Angehörige nicht als lästig und überflüssig und habe ihnen gegenüber eine wertschätzende Grundhaltung.*					

An dieser Stelle erfolgt bewusst keine Auswertung wie bei herkömmlichen Persönlichkeitstests, denn die Fragen sollten Dich zum Nachdenken, zur Reflexion anregen. Du kannst diesen Test allein durchführen oder auch mit Kolleg*innen, ihn zur Selbst- und Fremdeinschätzung einsetzen oder als Diskussionsgrundlage in eurer Kommunikations- und Pflegekultur.

Vom Selbstbild und Selbstkonzept kannst Du nun noch tiefer in Situationen und »Zustände« eintauchen, die Dich und Dein Gegenüber manchmal sprachlos machen. Ich-Zustände und die Architektur eines Gesprächs können Dir die Ursachen für sprachlose Störungen oder Missverständnisse erklären.

3 Raus aus der Sprachlosigkeit

Sprache, aber auch Sprachlosigkeit
beeinflusst Dein Denken, Fühlen und Handeln.

Fühlst Du Dich manchmal sprachlos und unfähig, im Gespräch adäquat reagieren zu können? Spürst Du in bestimmten Situationen einen Kloß im Hals und weißt nicht, was Du sagen sollst? Wir meinen an dieser Stelle nicht die erworbene Sprachstörung (Aphasie – griech.: Sprachlosigkeit), die als Folge einer Schädigung des Sprachzentrums im Gehirn geschieht. Wir meinen die psychologisch bedingte Sprachlosigkeit.

Oft wehrt sich die Psyche und keine Stimme kommt aus Dir heraus. Vielleicht kennst Du dieses Phänomen aus privaten, familiären oder beruflichen Situationen. Insbesondere im Pflegeberuf ist Sprachlosigkeit in emotional belastenden Situationen bekannt.

Um situative Sprachlosigkeit verstehen zu können, solltest Du Deine Geheimnisse beleuchten. Wie alle anderen Menschen trägst auch Du kleine oder große Geheimnisse, Verletzungen oder Enttäuschungen, aber auch positive Erfolgsgeschichten mit Dir herum. Sie sind Dir bewusst oder auch nicht bewusst, je nachdem, wie intensiv Du Dich mit ihnen befasst hast.

Manchmal stellst Du Dir vielleicht auch die Frage, warum Du wie Deine Eltern sprichst, obwohl Du dies nie wolltest? Oder Du bist von Dir selbst überrascht, warum Du bei einigen Situationen wie ein kleines Kind reagierst? Um mehr Klarheit zu erhalten, solltest Du Dich mit den sogenannten »Ich-Zuständen« befassen.

3.1 Ich-Zustände verstehen

Warum verhalten sich erwachsene Menschen manchmal wie Kinder? Sind Dir »Ich-Zustände« bewusst? Mit Ich-Zuständen befasst sich die Transaktionsanalyse. In der Transaktionsanalyse (TA)[5] wird die Kommunikation der beteiligten Personen angeschaut und analysiert. Wer befindet sich in welchem Zustand? Man erklärt damit das Verhalten der Beteiligten. Es ist somit ein Tool zum Beschreiben und Analysieren von Kommunikationsprozessen. Es erklärt also, warum sich jemand gerade so verhält, wie er oder sie es gerade tut.

Die Ich-Zustände, die auch als Persönlichkeitsinstanzen genannt werden, lauten also wie folgt:

- das Eltern-Ich,
- das Erwachsenen-Ich,
- das Kind-Ich.[6]

Ein Ich-Zustand wird durch bestimmte Erinnerungen und Erlebnisse hervorgerufen. Außerdem beeinflusst ein Ich-Zustand Deine Gedanken, Deine Gefühle und Dein Verhalten. Du fühlst Dich nach einem Verhalten oder nach bestimmten Worten manchmal erniedrigt, herabgesetzt, abgelehnt, weil Du ähnliches in der Kindheit erlebt hast. Ich-Zustände ergeben sich durch erlernte Verhaltensmuster.

Du bist gefangen im Eltern-Ich oder Kindheits-Ich oder Du bist gefangen in Erziehungsmustern. Häufig sind Kränkungen, z. B. aus der Kindheit der Grund, warum Du Dich verletzt fühlst oder warum sich Konflikte und Psychospiele ergeben.[7]

---

[5] Die Transaktionsanalyse ist eine psychologische Theorie der menschlichen Persönlichkeitsstruktur. Sie wurde Mitte des 20. Jahrhunderts von dem US-amerikanischen Psychiater Eric Berne begründet und wird laufend weiterentwickelt.

[6] Vgl. Berne E (1961): Die Transaktions-Analyse in der Psychotherapie: Eine systematische Individual- und Sozialpsychiatrie (Originaltitel: Transactional Analysis in Psychotherapy: A Systematic Individual and Social Psychiatry). 1961, übersetzt von Ulrike Müller. Junfermann, Paderborn 2006

[7] Vgl. Kriesten U, Becker M (2022): Kommunizieren und Führen in der Pflege. Schlütersche, Hannover, siehe Psychospiele/Dramadreieck, S. 41–45.

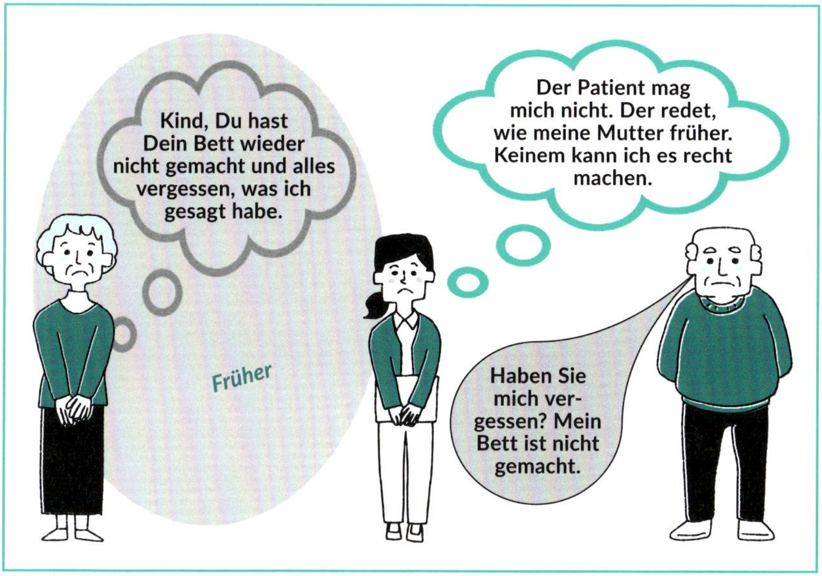
Kind, Du hast Dein Bett wieder nicht gemacht und alles vergessen, was ich gesagt habe.
Früher
Der Patient mag mich nicht. Der redet, wie meine Mutter früher. Keinem kann ich es recht machen.
Haben Sie mich vergessen? Mein Bett ist nicht gemacht.

Abb. 5: Wenn es klemmt – gefangen in Erziehungsmustern.

Abbildung 5 stellt beispielhaft den Ich-Zustand der Pflegerin dar. Die Patientin stellt eine sachliche Frage: *»Haben Sie mich vergessen? Mein Bett ist nicht gemacht.«* Die Pflegerin kann dies nicht sachlich deuten. Das Problem der Pflegerin ist, dass sie als Kind erlernt hat, sich immer rechtfertigen zu müssen. Ihre Mutter hat mit Du-Botschaften, Vorwürfen und Abwertungen agiert. Es fällt der Pflegerin schwer, aus ihrem »Kind-Ich-Gefühl« herauszutreten. Sie wünscht sich Anerkennung, Bestätigung und möchte lernen, Botschaften sachlich zu deuten und Ich-Zustände zu erkennen.

Je besser Du Ich-Zustände und Ursachen für Deine Gefühle verstehst, desto besser verstehst Du Dich selbst und desto besser kannst Du in Gesprächen reagieren.

Sei Dir bewusst: Der Mensch ist ein »Schichtenwesen«[8]. Nur das aktuelle Gefühl kommt zum Vorschein, z. B. Wut. Darunter verbergen sich vielleicht Angst und der Wunsch nach Anerkennung. Das heißt: Ab jetzt solltest Du wie ein Detektiv klug überlegen, welche Gefühle beim Gegenüber und bei Dir selbst noch im Umlauf sind.
Dir sollte ebenso bewusst sein, dass eine emotionale Sprachlosigkeit immer wieder auftreten kann und etwas Normales ist. Im Pflegeberuf ist es günstig, sich mit Notbremsen-Sätzen (▶ Kap. 3.2) auf eine potenzielle Sprachlosigkeit vorzubereiten, damit das Gegenüber nicht ohne Antwort gelassen wird. Es gibt Sätze, die Dir aus der Klemme helfen und Dir Zeit zum Nachdenken verschaffen.

Tipp

Mit folgenden Sätzen kommst Du raus aus der Sprachlosigkeit:
»Für mich ist wichtig, was Sie sagen, aber ich muss erst darüber nachdenken.« – Eine zu schnelle, möglicherweise emotionale Reaktion wird vermieden, aber das Gegenüber wird auch wertgeschätzt.

»Sie haben jetzt ganz viele Argumente vorgetragen, ich würde unser Meeting gerne beenden und über neue Themen und Inhalte nachdenken und komme auf Sie zu.« – Du verschaffst Dir auch hier eine Pause und signalisierst dem Gegenüber, dass Du ihn wahrgenommen hast.

»So kommen wir hier nicht weiter, wir machen hier einen Cut, ich danke Ihnen für Ihre Bereitschaft mitzumachen.« – Setze eine Grenze, aber akzeptiere Dein Gegenüber.

Du kannst und solltest neben dem Verstehen von Ich-Zuständen auch die Architektur eines Gesprächs kennen. Du kannst Dich wie ein Handwerker an den einzelnen Kommunikations-Bausteinen bedienen, um ein Gespräch gut aufbauen, halten und abschließen zu können.

[8] Vgl. Schulz von Thun 1997, S. 137

3.2 Die Architektur eines Gesprächs verstehen

3

Ein gutes Gespräch und gelungene Kommunikationen bestehen aus Bausteinen, vergleichbar wie mit den Steinen eines Hauses. Die Architektur eines Gesprächs kannst Du hier kennenlernen, damit Du die einzelnen Gesprächs-Bausteine bewusst in ein Gespräch einbauen und anwenden kannst.

Ein Gespräch ist neben den beteiligten Personen immer in Rahmenbedingungen eingebettet, die in einem bestimmten Setting, an einem bestimmten Ort stattfinden. Zudem entscheiden die grundsätzlichen Haltungen (Wertschätzung oder Ablehnung) und die geübten Kommunikations-Techniken (Wie geübt ist der Kommunikationspartner?) über den Verlauf eines Gesprächs. Um in allen, auch komplizierten Gesprächssituationen, einen Ausweg oder eine Antwort parat haben zu können, ist es wichtig, dass Dir eine sogenannte Notbremse zur Verfügung steht.

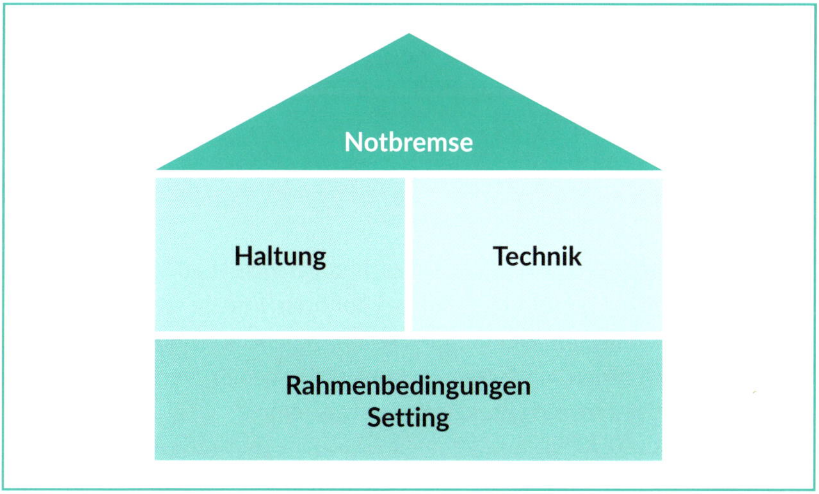

Abb. 6: Die Architektur eines Gesprächs.

3.2.1 Rahmenbedingungen

Du solltest Dir bei Gesprächen immer die Frage stellen: Stimmt das Drumherum, oder solltest Du einen anderen Ort und andere Bedingungen für das anstehende Gespräch wählen?

Mach Dir immer Gedanken über die Situation, den Ort, den Zeitrahmen und mögliche störende oder fördernde Faktoren, in denen ein Gespräch stattfindet. Wie ein Gespräch abläuft, wird immer durch die Gesprächssituation beeinflusst. Anlass, Zeit und Ort sollten dem geplanten Gespräch immer entsprechen.

3.2.2 Haltung

Frage Dich zu Beginn eines Gesprächs immer: *Wie geht es mir? Wer ist mein Gesprächspartner? Mit welcher Grundhaltung und welchen Erwartungen gehen ich und er vermutlich ins Gespräch?* Frage Dich: *Gehe ich mit einer positiven Grundhaltung ins Gespräch? Sind meine geplanten Sätze von Respekt und Empathie geprägt? Gibt es eine Vorgeschichte, die sich auf das Gespräch auswirkt?*

3.2.3 Technik

Über Gesprächstechniken hast Du wahrscheinlich bisher am meisten gehört und gelernt: Sender-Empfänger, Aktives Zuhören, Fragen stellen, Storytelling, Gesprächsanalysen, verständlich reden, Feedback einholen, überzeugt und authentisch reden, nach Gemeinsamkeiten suchen, Versuche zu spiegeln, nicht kritisieren, ein gutes Gefühl vermitteln.

Ein gutes Gespräch umfasst vor allem die Komponenten Zuhören und Anwenden von Gesprächstechniken.

Aktives Zuhören ist immer gefragt und von hoher Bedeutung. Lass Dich auf Dein Gegenüber ein, konzentriere Dich auf das Gesagte, stelle offene Fragen und gebe Rückmeldung, dass Du das Gesagte richtig verstanden hast. Das sollte die Basis Deiner Gesprächstechnik sein.

Fragen stellen gehört ebenso zu den wichtigsten Gesprächstechniken. Es gibt unzählige Fragearten. Versuche, qualitativ hochwertige Fragen[9] zu stellen.

Stelle keine Suggestivfragen oder Quizfragen. Unterscheide zwischen offenen und geschlossenen Fragen. Informiere Dich hierzu z. B. bei der Klientenzentrierten Gesprächsführung nach Rogers.

3.2.4 Nonverbale Signale

Achte auch auf Deine nonverbalen Signale, die Du sendest und nimm die nonverbalen Signale Deines Gegenübers wahr.

Du kannst zum Beispiel die besondere Intonation (Betonung) bei dem Satz: *»Sie werden morgen operiert«* auf jedes Wort legen. Damit veränderst Du jeweils die Bedeutung des Satzes. Entsprechend der Betonung im Satz wirst Du wahrscheinlich auch verstanden.

Tipp
Versuche, Signale im Kontext zu deuten: Was haben nonverbale Signale mit den Bedürfnissen Deines Gesprächspartners und der aktuellen Gesprächssituation zu tun?

[9] Die klientenzentrierte (oder personenzentrierte) Gesprächsführung beschreibt den Kern einer gleichnamigen Form der Psychotherapie, die von dem US-amerikanischen Psychotherapeuten Carl R. Rogers begründet wurde. (Vgl. Rogers CR (1983).

In der folgenden Tabelle findest Du ein paar Beispiele zu Blick- und Augenkontakt, Gestik, Mimik, Position, Intonation und Stimme sowie Zuhören können und respektvoll wirken:

Tab. 4: Nonverbale Techniken und Signale

Art/Technik	Signale im Kontext deuten
Blick- und Augenkontakt	*Schaue ich mein Gegenüber beim Sprechen an?* *Schaut mein Gegenüber mich an oder weicht mir mein Gegenüber aus?* *Schaue ich den anderen an, während er spricht?* *Wo schaue ich während des Gesprächs hin?*
Gestik	*Wo befinden sich meine Hände und Arme beim Sprechen?* *Mache ich authentische Bewegungen, die zu dem Gesagten passen?* *Wie gestikuliert mein Gegenüber?*
Mimik	*Bewegt sich viel oder wenig in meinem Gesicht?* *Lächle ich, während ich spreche?* *Runzele ich die Stirn?* *Wirkt mein Gegenüber freundlich auf mich? Wie deute ich die Mimik meines Gegenübers?*
Position	*Wie sitze oder stehe ich beim Sprechen?* *Ändere ich meine Position während des Gesprächs?* *Ist meine Position meinem Gegenüber zugewandt?* *Wie positioniert sich mein Gegenüber?*
Intonation/ Stimme	*Wie laut oder leise, hoch oder tief spreche ich?* *Hebe ich meine Stimme, wenn ich aufgeregt oder verärgert bin?* *Wie nehme ich meine Stimmlage wahr?* *Spreche ich schnell oder eher langsam?* *Bleibt meine Stimmlage eher konstant auf einem Ton oder geht sie nach oben und nach unten?* *Wie reagiere ich auf die Stimme meines Gegenübers?*
Zuhören können	*Kann ich abwarten und bewusst zuhören, bis mein Gegenüber seinen Satz beendet hat?* *Wirke ich freundlich und interessiert beim Zuhören?* *Lässt mein Gegenüber mich aussprechen oder werde ich häufig unterbrochen?* *Fühlst Du Dich von Deinem Gegenüber verstanden, nachdem Du etwas gesagt hast?*
Respektvoll wirken	*Wirke ich auch ohne zu sprechen wertschätzend und respektvoll?* *Wirke ich durch nonverbale Gesten freundlich und interessiert?* *Begegnet mein Gegenüber mir auch nonverbal freundlich und zugewandt?*

3.2.5 Notbremsen-Sätze

Wenn es im Gespräch nicht gut läuft, dann nutze geschickte Kommunikationsstrategien und Notbremsen-Sätze. Erlerne Konfliktlösungs-Strategien und lerne Situationen zu stoppen und aus Situationen (auch verbal) herauszugehen. Versuche Zeit zu gewinnen. Lass Dich nicht überrumpeln und zu nicht gelungenen Antworten und Positionen hinreißen.

Nutze die folgenden Notbremsen-Sätze:

- *»Das ist so wichtig, da muss ich erstmal drüber nachdenken.«*
- *»Ich werde mir Gedanken machen und Ihnen morgen eine Antwort geben.«*
- *»Ich fühle mich gerade nicht in der Lage diese Entscheidung zu treffen. Ich werde darüber schlafen und mir Gedanken machen.«*
- *»Ich bin gerade irritiert. Können Sie genauer erläutern, was Ihr Ziel ist?«*
- *»Ich benötige eine Fachexpertise (Fachmeinung, einen Impuls). Ich werde mich informieren. Dann werde ich eine Antwort geben können.«*
- *»Stopp – Hier brauchen wir mal eine Pause, um die Gedanken zu ordnen.«*

Beispiel **Yoko fühlt sich sicher als Gesprächs-Architektin**

Rahmenbedingungen, Setting:
Yoko weiß heute: Oft ist es entscheidend, in welchem Setting, an welchem Ort mit wie viel Zeit und manchmal auch in welcher Sitzposition ein Gespräch stattfinden oder auch nicht stattfinden sollte.
Yoko vermeidet es, wichtige Gespräche mit Patienten im Stehen, über dem Kopf von Patienten zu führen. Sie setzt sich zu wichtigen Gesprächen mit ihren Gesprächspartnern an einen Tisch. Bei Konfliktgesprächen vermeidet sie, dem Gesprächspartner gegenüber zu sitzen. Sie bevorzugt es, über Eck zu sitzen.

Haltung:
Yoko hat sich bewusst eine positive Grundhaltung zugelegt. Sie verfolgt die Grundsätze *»Ich bin ok, Du bist ok.«*

Technik:
Yoko weiß: Mithilfe von Fragen kann sie mehr über meinen Gesprächspartner erfahren, Interesse zeigen, tiefes Vertrauen aufbauen und das

Gespräch in die gewünschte Richtung lenken. Mit Fragen kann sie auch Menschen zu einer Entscheidung bewegen. Sie weiß: Wer fragt, der führt. Um einen offenen Dialog auf Augenhöhe zu beginnen, startet sie in der Regel mit offenen Fragen mit den bekannten »W«-Frageworten, also mit »wer«, »wie«, »was«, »welche(s)«, »warum«, »wieso«, »wo«, »wohin«, … .

Yoko hat geübt, verständlich zu reden. Sie nutzt Fachbegriffe, wenn sie weiß, dass ihr Gegenüber diese versteht. Sie holt sich Feedback ein, um sicherzugehen, ob sie Gesagtes richtig verstanden hat. Sie weiß, dass sie im Pflegeberuf überzeugend wirken muss. Sie versucht dies auch durch ihre Stimme und Körpersprache zu untermalen und zu verstärken.
Yoko weiß, dass sie sympathisch wirkt, wenn sie im Gespräch Gemeinsamkeiten erwähnt, die sie und ihr Gegenüber verbinden. Manchmal nutzt sie das Storytelling und berichtet von Geschichten, die sie erlebt hat. Diese Technik nutzt sie, um Zeit zu überbrücken und um Gemeinsamkeiten zu beschreiben und Beispiele zu erläutern.
Yoko hat zunehmend verstanden, dass sie ihre Gesprächspartner nicht kritisieren soll. Das ist ihr anfangs schwergefallen, da sie als Kind auch sehr oft kritisiert wurde. Heute weiß sie, durch Kritisieren entsteht Empörung, Unverständnis, Herabsetzung, Streit und Sprachlosigkeit.
Yoko vermeidet Kämpfe mit ihren Gesprächspartnern (Auszubildende, Mitarbeitende, Vorgesetzte, Angehörige, zu Pflegende), indem sie nicht versucht, destruktiv oder verletzend zu kritisieren.
Yoko weiß, wie wichtig ein gutes Gefühl beim Aufbau eines Gesprächs ist. Sie nutzt das Drei-E-Kommunikationsmodell der Balance (▶ Kap. 1.3) und beginnt Gespräche mit der Emotion des Gegenübers.

Notbremse
Yoko hat sich drei Notbremsen-Sätze zu eigen gemacht, die ihr schon oft aus der Klemme geholfen haben.

1. *»Bitte entschuldigen Sie, ich werde darüber nachdenken, aktuell habe ich darauf noch keine Antwort.«*
2. *»Dazu benötige ich noch eine Fachmeinung. Ich werde mich schlau machen.«*
3. *»Ich werde im Team hierzu Rücksprache nehmen und gebe Ihnen dann ein Feedback.«*

Die Architektur eines Gesprächs besteht aus Rahmenbedingungen, Setting, Haltung, Technik und Notbremsen. Auch die nonverbalen Signale beeinflussen ein Gespräch maßgeblich.

Wichtig **Die Sprachlosigkeit überwinden**

Sprachlosigkeit kann überwunden werden durch das Verstehen von Ich-Zuständen, durch Fragen stellen (nutze W-Fragen) und durch sogenannte Notbremsen-Sätze.

Dein Gefühl sagt Dir immer, wann Du eine Notbremse benötigst und einsetzen solltest. Notbremsen-Sätze ermöglichen es Dir, Deinem Gegenüber wieder emotionsfreier begegnen zu können.

Tipp

Verdeutliche Dir: Rahmenbedingungen, Haltung, Technik und Notbremse sind die Bausteine, die Dir in Deinem Kommunikations-Handwerkskasten zur Verfügung stehen. Analysiere diese Bausteine, mach sie Dir bewusst und lerne sie gezielt einzusetzen, anzuwenden und weiterzuentwickeln.

3.3 Ablauf von Gesprächen

Der Verlauf eines Gesprächs besteht in der Regel aus dem Gesprächsbeginn, dem Halten eines Gesprächs und dem Beenden des Gesprächs (▶ Abb. 7).

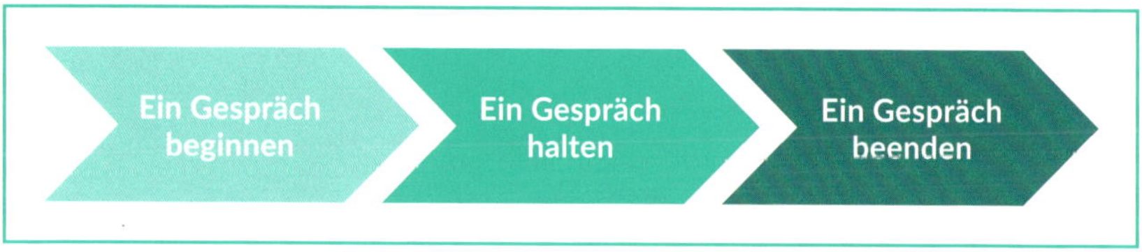

Abb. 7: Ablauf eines Gesprächs.

Viele anspruchsvolle Gespräche, wie z. B. Beratungsgespräche differenzieren weitere Phasen (meistens im Mittelteil), wie

- Eröffnung des Gesprächs,
- Klärung des Anliegens,
- Analyse der Situation,
- Erarbeitung von Lösungsperspektiven und
- Abschluss.

Dennoch musst Du in alle Gespräche »reinkommen«, das »Gespräch halten« und zu einem gelungenen Abschluss gelangen. In allen Phasen können gute Sätze und Fragen das Gespräch fördern.

3.3.1 Rein ins Gespräch – Warm-up

Der Beginn eines Gesprächs ist entscheidend für den Gesprächsverlauf. Zum Gesprächsbeginn hier ein paar Tipps, Ideen und Übungs- oder besser Entwicklungssätze:

Tab. 5: Tipps und Übungssätze für den Gesprächsbeginn

Tipps für den Beginn eines Gesprächs	Übungs-, Entwicklungssatz
Bereite Dich gut auf Deinen Gesprächspartner vor und mach Dir Gedanken zu der Architektur des Gesprächs (▶ Kap. 3.2).	*»Guten Tag. Ich grüße Sie herzlich. Sind Sie Josef Schmitz? Darf ich mich zu Ihnen setzen und die Pflegeanamnese erheben? Möchten Sie, dass Ihre Frau bei dem Gespräch dabei ist?«*
Lerne Dich gut vorzustellen.	*»Guten Tag. Ich bin Yoko, Pflegeschülerin im zweiten Ausbildungsjahr und hier auf Station 7 noch drei Wochen eingesetzt. Ich werde heute Ihre Pflege begleiten, wenn Sie einverstanden sind.«*
Ermögliche Deinem Gesprächspartner sich vorzustellen und dass er in das Gespräch finden kann.	*»Wie ist ihr Name, sind Sie das erste Mal hier?«*
Versuche Biografien zu erkennen und zu nutzen.	*»Sie haben schon viel erlebt und gesehen. Was wäre für uns als Pflegeteam wichtig zu wissen?«*
Nenne Deine Ziele.	*»Ich möchte, dass Sie über die Pflegemaßnahmen gut informiert sind.«* *»Ich möchte Sie später für die OP vorbereiten und würde Sie bitten, dass Sie um 16:00 Uhr hier im Patientenzimmer sind.«*
Ermögliche Deinem Gegenüber immer Fragen.	*»Welche Fragen haben Sie?«*

3.3.2 Das Gespräch halten

Verdeutliche Dir vor dem Beginn eines Gesprächs: Was will ich auf jeden Fall besprechen? Lass Dich davon nicht abbringen. Was ist Ziel Deines Gesprächs? Was ist Dein Hauptthema? Was ist Dein persönliches Anliegen?

Versuche Dein angestrebtes Ergebnis vorauszudenken. Plane und übe im Gespräch die Führung zu übernehmen. Nutze dazu Fragen. Wer fragt, der führt.

Tab. 6: Tipps und Übungs- und Entwicklungssätze für das Halten eines Gesprächs

Tipps für das Halten eines Gesprächs	Übungs-, Entwicklungssatz
Verfolge Dein Ziel des Gesprächs.	*»Wie ich zu Beginn unseres Gesprächs schon erwähnt habe, ich möchte, dass…«*
Führe mit W-Fragen.	Gestalte Deine Sätze mit: »Wie, wann, wer, warum, wodurch, weshalb, was …«
Frage, ob Du verstanden wurdest, und fordere aktives Feedback ein.	*»Können Sie bitte kurz spiegeln, was Sie verstanden haben, damit keine Missverständnisse entstehen?«*
Höre aktiv zu, übe dies und wiederhole das Gesagte.	*»Wenn ich Sie recht verstanden habe, ist es Ihnen wichtig, dass…«*

Bei anspruchsvollen Gesprächen hat dieser Mittelteil in der Regel weitere Phasen und Strukturelemente, z. B. bei Beratungsgesprächen (Klärung des Anliegens, Analyse der Situation, Erarbeitung von Lösungsperspektiven) oder bei Konfliktgesprächen (Informationsphase, Verhandlungsphase).

Wichtig **Darauf kommt es bei Gesprächen besonders an**

Die folgenden Fragen bzw. Aspekte sind bei jedem Gespräch wichtig:

- Was ist mein Ziel in diesem Gespräch? Verliere es nicht aus den Augen.
- Was muss ich im Gespräch auf jeden Fall erreichen/vermeiden?
- Aus welchen Gründen will ich dieses Ziel erreichen?
- Ist meinem Gesprächspartner das Ziel bekannt?
- Welchen Nutzen hat mein Gesprächspartner von dem Ziel?
- Woran erkenne ich, dass ich/wir das Ziel erreicht haben?

3.3.3 Das Gespräch beenden

3

Wenn Du ein Gespräch führst, solltest Du das Ende des Gesprächs aktiv ankündigen, damit Dein Gegenüber sich darauf vorbereiten kann. Du solltest überlegen:

- Mit welchem Satz kündige ich das Ende des Gesprächs an?
- Was muss ich zur Sicherung wiederholen?
- Wie komme ich aus unangenehmen Gesprächen heraus?
- Wie verabschiede ich mich?
- Mit welchen Verabredungen verabschiede ich mich – wie verbleiben wir?

Tab. 7: Tipps und Übungs-, bzw. Entwicklungssätze für das Beenden eines Gesprächs

Tipps für das Beenden eines Gesprächs	Übungs- und Entwicklungssatz
Plane und mache deutlich, dass das Gespräch nun beendet wird.	*»Ich danke Ihnen für das gute Gespräch.«*
Versichere Dich, dass Du verstanden wurdest und wiederhole ggf. den Inhalt.	*»Das Ergebnis unseres heutigen Gesprächs ist…«*
Fasse wichtige Inhalte zusammen.	*»Wenn ich Sie recht verstanden habe…«*
Verabschiede Dich freundlich.	*»Ich verabschiede mich und freue mich auf den nächsten Austausch mit ihnen.«*
Weise ggf. auf ein weiteres Gespräch oder einen Termin hin.	*»Wie verbleiben wir? Ich schlage vor, wir greifen das Thema am… wieder auf.«*

Beispiel Yoko beherrscht die Gesprächs-Architektur

Yoko wird zum wiederholten Male gefragt, ob sie an ihrem dienstfreien Wochenende einspringen kann. Yoko bereitet sich gedanklich mit der Architektur von Gesprächen auf das Gespräch vor.

Gesprächsbeginn: Yoko bedankt sich bei der Wohnbereichsleiterin, dass sie durch die Nachfragen wertgeschätzt wird und als kompetente Pflegekraft für den Wochenenddienst gesehen wird.

Hauptteil: Yoko sagt: *»Da ich schon letztes Wochenende eingesprungen bin, muss ich mich dieses Wochenende dringend auf Klausuren vorbereiten. Ich könnte mir vorstellen, am Samstag den Spätdienst zu übernehmen, wenn ich dafür den Montag und Dienstag freibekäme, da ich noch reichlich Überstunden habe und dringend Lernzeit benötige.«*

Ende: Yoko sagt: *»So könnte ich Ihnen verbindlich helfen. Es wäre schön, wenn Sie mir bis morgen ein Feedback geben könnten.«*

Gute Gespräche folgen einer Architektur. Sie haben einen gelungenen Beginn, einen Hauptteil und ein auch formuliertes Gesprächsende.

3.4 Check: die Sprachlosigkeit beenden

Mach den Selbsttest zum Beenden von Sprachlosigkeit. Reflektiere, wie und warum Sprachlosigkeit entstehen kann und wie Du aus Sprachlosigkeit herausfinden kannst.

Tab. 8: Selbsttest zum Beenden von Sprachlosigkeit

Selbsttest Sprachlosigkeit beenden		1 Trifft gar nicht zu	2	3	4	5 Trifft voll zu
1	*Ich denke über meine Ich-Zustände nach.*					
2	*Ich verdeutliche mir in Gesprächen mögliche Ich-Zustände bei meinem Gesprächspartner und kann dessen Sichtweisen einnehmen.*					
3	*Ich analysiere Gespräche, bei denen ich in Sprachlosigkeit gerate.*					
4	*Mir ist die Architektur von Gesprächen bekannt und ich kann mit Rahmenbedingungen/Setting, Haltung, Techniken und Notbremsen geschickt umgehen.*					
5	*Ich kann gut Gespräche beginnen und wirke authentisch und freundlich.*					

Selbsttest Sprachlosigkeit beenden		1 Trifft gar nicht zu	2	3	4	5 Trifft voll zu
6	*Ich kann Gespräche gut halten, kann die Führung eines Gesprächs übernehmen und verliere das Ziel meines Gesprächs nicht aus den Augen.*					
7	*Ich kann geschickt Gespräche zu Ende bringen. Ich versichere mich, ob ich verstanden wurde, kann Wichtiges zusammenfassen, auf einen weiteren Termin hinweisen und mich freundlich mit einem Gruß oder Wunsch verabschieden.*					
8	*Mir sind Notbremsen-Sätze bekannt, die ich in schwierigen Gesprächssituationen anwenden kann.*					

3.5 Check: Was kannst Du tun, damit Menschen keine Macht über Dich haben?

Du erlebst im Beruf und auch im Privatleben, dass Menschen oft Macht über Dein Leben, Deine Tätigkeiten, Gewohnheiten und Emotionen haben. Machtausübung und Machtspiele geschehen häufig verbal. Auch das solltest Du reflektieren. Du solltest darüber nachdenken, ob das so für Dich in Ordnung ist, oder Du solltest überlegen, mit welchen Strategien Du Menschen im positiven Sinne entmachtest.

Nimm ein Notizblatt zur Hand und reflektiere:

- Welche Sätze wirken machtübergreifend?
- Welchen Menschen vertraust Du?
- Bei welchen Menschen erlebst Du Machtübergriffe?
- Haben diese Menschen Macht über Dich?
- Erlaubst Du diesen Menschen die Macht über Dich?

Was kannst Du tun, damit Menschen keine Macht über Dich haben?

- Hinterfrage Abhängigkeitsstrukturen.
- Gehe keine Opferhaltung oder Unterwerfung ein.
- Sei respektvoll und fordere Respekt und Akzeptanz.
- Übe Dich in Abgrenzung.
- Gehe professionell mit Nähe und Distanz um.
- Tritt selbstbewusst auf und sei Dir Deiner Kompetenzen bewusst.
- Bleib auf der Sachebene und bringe Themen auf die Sachebene.
- Lerne Nein sagen zu können.
- Vermeide Beziehungen zu »Vampiren«(Ausnutzer und Machtspieler).
- Erkenne Machtstrukturen und Kommunikationsfallen.
- Lasse Dich nicht auf Macht- und Psychospiele ein.
- Vermeide Provokationen (▶ Kap. 4.3).
- Übe Deeskalation (▶ Kap. 4.3).
- Gib anderen keine Oberhandtechniken, sondern beende die Situation.
- Schöpfe Deinen eigenen Gestaltungsspielraum aus.
- Nutze in beruflichen Macht-Situationen die Kündigung als letzten Weg.

Dieses Kapitel wurde bewusst kurz gehalten. Wir möchten mit den Tipps und Erkenntnissen zum Nachdenken und Reflektieren anregen.

Das letzte Beispiel von Yoko verdeutlicht, dass Yoko sich selbst aus der Macht befreit, (siehe Beispiel »Yoko beherrscht die Gesprächs-Architektur«) (▶ Kap. 3.2), indem sie selbst den Vorschlag unterbreitet: *»Ich könnte mir vorstellen, am Samstag den Spätdienst zu übernehmen, wenn ich dafür den Montag und Dienstag freibekäme, da ich noch reichlich Überstunden habe und dringend Lernzeit benötige.«*

Yoko übernimmt selbst die Oberhand im Gespräch. Sie bestimmt selbst, unter welchen Voraussetzungen sie einspringen kann.

Im folgenden Kapitel werden Kommunikationstipps gegeben, speziell für Personen, die Führungsaufgaben wahrnehmen.

4 Entwicklungsebenen der Wertschätzung

Seine Kommunikation respektvoll, wertschätzend und lösungsorientiert zu entwickeln, bedeutet mehr Freude, Lebensqualität und bessere Verständigung.

Um andere Menschen wertschätzen zu können, solltest Du Dich selbst wertschätzen (lernen). Kannst Du wahrnehmen, dass Du und die anderen Menschen einzigartig sind? Konzentriere Dich auf Dich selbst, Deine Fortschritte und Deine positiven Eigenschaften. Selbstwertschätzung und Selbstakzeptanz kannst Du lernen. Sich selbst und andere wertschätzen ist die Basis für die persönliche Entwicklung, bis hin zur Bedeutung der Wertschätzung von Organisationen und Unternehmen, sowie Gesellschaft und Umwelt. Die folgende Tabelle gibt einen Überblick über die Ebenen der Wertschätzung.[10]

Die Inhalte der Tabelle führen in das nächste Kapitel, das sich dem Thema Führung widmet (▶ Kap. 5).

[10] Vgl. Hinding B, Akca S, Kastner M (Hrsg.) (2012): Wertschätzung in der Pflege. Wertschätzung im Stationsalltag (eBook). Ein Handlungsleitfaden zur Förderung wertschätzender Führung. Pabst Science Publishers

Tab. 9: Entwicklungsebenen der Wertschätzung und Handlungsempfehlungen*

Ebene	Kategorien	Handlungsempfehlungen
1	Sich selbst wertschätzen.	Selbstreflexion, wertschätzende Sprache, Erkennen der eigenen Stärken, arbeiten am Selbstkonzept.
2	Andere wertschätzen.	Wertschätzende und respektvolle Sprache, wertschätzend Interesse zeigen und Rückmeldungen erfragen.
3	Wertschätzen von Teammitgliedern und Führungspersonen.	Wertschätzend und mit Verantwortung führen.
4	Wertschätzen von Organisationen und Unternehmen.	Wertschätzende Förderung der Unternehmensentwicklung und des Managements.
5	Wertschätzen von Gesellschafft und Umwelt.	Wertschätzungsfördernde Öffentlichkeitsarbeit, Klima- und Gesundheitsförderung.

* In Anlehnung an Bessin C, Fuchs-Frohnhofen P (2016): Wertschätzung für Pflegeberufe fördern. Wertschätzende Führung in der Altenpflege als Verantwortung der Organisation. Supplement 2012|20. Jahrgang. PABST SCIENCE PUBLISHERS Lengerich, S. 76–86.

4.1 Wertschätzende Basissätze – zehn Regeln

Ziel einer guten Kommunikation ist die Akzeptanz des Gegenübers. Begegne Deinen Gesprächspartner*innen mit Wertschätzung und Akzeptanz. Lege Deine erlernten Verhaltensmuster ab oder reflektiere diese zumindest.

Entwicklungssätze sollen Deine Haltung und Deine Kommunikation stärken und die Erkenntnisse aus Deiner Reflexion greifbar machen. Ziel: Entwicklungssätze werden zu Deinen persönlichen Regeln und Deiner individuellen und professionellen Kommunikation. Wertschätzung bewirkt Anerkennung und stärkt die Persönlichkeit.

Tipp

Zehn Regeln, um die Kommunikationskrone zu richten und sie mit Würde zu tragen:

1. Wertschätzen statt herabsetzen.
2. Gemeinsam kreieren, statt blockieren.
3. Notieren statt demontieren.
4. Zuhören statt zerstören.
5. Hinhören statt weghören.
6. Loben statt toben.
7. Agieren statt reagieren.
8. Sei empathisch statt dramatisch.
9. Frage nach, anstatt zu deuten.
10. Fordere Feedback, statt selbst zu werten.

4.2 Respektvolle Entwicklungssätze

Während sich Wertschätzung eher auf Handlungen oder Verhaltensweisen bezieht, kannst Du Respekt auch unabhängig von gezeigter Arbeitsleistung signalisieren.

Wird Dir bewusst, wenn Du respektlos kommunizierst? Respektlose Kommunikation musst Du im pflegerischen Alltag grundsätzlich vermeiden. Übe respektvolle Kommunikation.

Übungs- und Entwicklungssätze für einen respektvollen Umgang werden in der folgenden Tabelle falschen und respektlosen Sätzen gegenübergestellt.

Tab. 10: **Respektvolle Übungs- und Entwicklungssätze – Falsch-Richtig**

Falsch	Richtig
Respektlose Sätze	**Respektvolle Übungs- und Entwicklungssätze**
»Es gibt auch noch andere Patienten, um die ich mich kümmern muss. Sie sind nicht die einzige.«	*»Ich nehme mir gerne Zeit für Sie. Ich komme in 15 Minuten zu Ihnen. Dann bin ich für Sie da.«*
»Das habe ich nicht gesagt. Du drehst mir das Wort im Munde herum.«	*»Ich sehe mich mit meinem Anliegen nicht richtig verstanden.«*
»Das ist ein Scheißladen hier. Alles muss ich allein machen.«	*»Ich wünsche mir mehr Aufmerksamkeit und Unterstützung.«*
»Wir wollen uns schon mal waschen.«	*»Guten Morgen Frau Schmitz. Ich bin Ihre persönliche Pflegerin und ich würde ihnen gerne bei Ihrer Körperpflege helfen.«*
»Das hat der Arzt angeordnet. Ich weiß nicht, wofür das gut ist.«	*»Ich werde mich für Sie sachkundig machen und Ihnen nach der Visite später erklären, warum der Arzt das angeordnet hat.«*
»Ich kenne die Fremdworte auch nicht.«	*»Ja, es gibt heute leider für alles Fachbegriffe. Ich werde mich schlau machen und es Ihnen morgen nach der Übergabe gerne erklären.«*
»Sie fragen mir ja ein Loch in den Bauch. Woher soll ich das denn wissen?«	*»Diese Angelegenheit fällt leider nicht in meinen Zuständigkeitsbereich. Aber ich frage sofort meine Kollegin, ob sie Ihnen weiterhelfen kann.«*
»Das müssen Sie allein machen. Ich bin ja nicht Ihr Dienstmädchen.«	*»Möchten Sie es erst einmal allein versuchen oder wollen wir es lieber gemeinsam probieren?«*
»Das kann nicht wehtun.«	*»Ich verstehe, dass das sehr unangenehm für Sie ist. Was kann ich tun, um Ihnen zu helfen?«*
»Mit Ihren Problemen sind andere auch schon fertig geworden.«	*»Sollen wir gemeinsam eine Lösung finden und die Barriere überwinden? Welche Unterstützung würden Sie sich denn wünschen?«*
»Ich hatte gestern frei, das weiß ich nicht.«	*»Erst informiere ich mich, dann informiere ich Sie.«*
»Nicht Sie, sondern ich bin hier die Pflegekraft.«	*»Ich freue mich, wenn Sie Vorschläge machen, die wir umsetzen können.«*

4.3 Entwicklungssätze zum Vermeiden von Provokation – Falsch-Richtig

Fühlst Du Dich manchmal provoziert? Wie reagierst Du auf Provokationen? Provozierst Du manchmal selbst?

Provokationen können sowohl in Einzelgesprächen als auch in Gesprächen in Gruppen aufkommen. Provokationen erlebt grundsätzlich jeder Mensch, so auch Auszubildende, Pflegeempfänger, Angehörige, Pflegepersonen und Führungspersonen.

Menschen provozieren mit einer bewussten oder unbewussten Absicht. Absichten von Provokateuren können sein:

- um frech, herablassend und ausfällig sein zu wollen,
- um Wertschätzung und Aufmerksamkeit von anderen zu erhalten,
- um das Gegenüber herauszufordern,
- um den Gefühlen freien Lauf zu lassen,
- weil sie unzufrieden sind,
- um sich selbst groß zu machen, indem sie andere klein machen,
- um von eigenen Schwächen abzulenken,
- um anderen zu zeigen, dass sie die Stärksten und Überlegensten oder die Opfer sind,
- weil sie sich über- oder unterfordert fühlen,
- weil sie eifersüchtig sind und sich benachteiligt fühlen,
- weil ihnen langweilig ist,
- weil sie sich minderwertig fühlen.

Nachfolgend möchten wir Dir mögliche Interventionsschritte für eine Reaktion auf eine Provokation vorstellen.

1. Versuche zuerst die Provokation zu überhören (höchstens zweimal). Du kannst auch darauf eingehen und sagen: »*Aus Ihrer Perspektive kann das für Sie durchaus wahr sein. Für mich stellt sich das aber wie folgt dar: …*«
2. Sollte dies nicht helfen, solltest Du versuchen die Provokation und den drohenden Konflikt zu entschärfen. Versuche dabei die Provokation erst zu verstehen, damit Du richtig reagieren kannst. Frage etwa: »*Habe ich das richtig verstanden, dass…?*«.

3. Wenn Du eine Stufe weitergehen möchtest, dann kannst Du versuchen, die Provokation in einen sogenannten Wunsch umzuformulieren. Du kannst etwa sagen: *»Sie möchten also, dass…?«* Damit drehst Du die Aufmerksamkeit auf das Positive und erzeugst eine Ja-Haltung.
4. Weiter kannst Du nach einem eigenen Vorschlag fragen, z. B. mit dem Satz: *»Wie würden Sie das Dilemma abwenden?«*

Kannst Du deeskalierend kommunizieren und sind Dir die Wirkungen von Du- und Ich-Botschaften bekannt? Du kannst ein Gespür dafür bekommen, wie Du im Gespräch verbindlich sein und deeskalierend agieren kannst. Nutze eine wertschätzende Grundhaltung und kommuniziere in Ich-Botschaften. Vermeide Du-Botschaften, Kritik und Geringschätzung. Hier ein paar Beispielsätze mit provokationsfördernder bzw. -vermeidender Wirkung.

Tab. 11: Provokationsfördernde und vermeidende, deeskalierende Übungs- und Entwicklungssätze

Falsch	Richtig
Provokation fördernde Sätze	**Provokation vermeidende, deeskalierende Übungs- und Entwicklungssätze**
»Du hast davon einfach keine Ahnung.«	*»Ich glaube, wir benötigen noch eine Fachmeinung.«*
»Du reizt mich bis in die Haarspitzen und ich weiß immer noch nicht, wovon Du redest.«	*»Ich sehe, wie wichtig das Thema ist und ich brauche noch Hintergrundwissen.«*
»Du machst mich jetzt echt sauer.«	*»Ich bin irritiert und überrascht.«*
»Dein Vorschlag wird nichts bewirken, das ist ein schlechter Vorschlag.«	*»Was schlägst Du stattdessen vor?«*
»Das ist ja totaler Blödsinn, was Sie da von sich geben.«	*»Die Aussage zeigt, dass es noch viele Bedenken zu beachten gibt. Welche Argumente müssen noch Berücksichtigung finden? Was schlagen Sie in der Sache vor?«*
»Das wirst Du wieder nicht schaffen.«	*»Das Ziel ist sehr hoch gesetzt. Ich schlage vor, kleine Haltepunkte einzubauen, damit das Ziel gut erreicht werden kann.«*

Falsch	Richtig
Provokation fördernde Sätze	**Provokation vermeidende, deeskalierende Übungs- und Entwicklungssätze**
»Ich gebe Ihnen nur noch einen allerletzten Rat.«	*»Darf ich einen Vorschlag machen?«*
»Du lässt ja kein Gespräch zu und gehst mir ständig aus dem Weg.«	*»Gut. Lass uns heute Nachmittag in Ruhe darüber sprechen und genau dies klären.«*
»Das ist alles Mist hier.«	*»Was können wir tun, damit dies in Zukunft nicht mehr vorkommt?«*
»Es ist immer dasselbe hier. Nichts läuft.«	*»Ich weiß, wie schwierig die Situation ist. Das berührt mich auch. Was soll jetzt konkret anders laufen?«*
»Du kommst immer zu spät, wenn es um Konflikte geht und jammerst rum.« *»Du kommst immer erst dann, wenn das Kind in den Brunnen gefallen ist.«*	*»Es ist wirklich gut, dass Du zu mir gekommen bist, um die Sache anzusprechen.«*

Auch können im Gespräch betonte zweisilbige Kommentare wie »aha«, »naja« oder »so, so«, »so'n Scheiß« provozierend wirken. Versuche diese zu vermeiden. Wenn Du mit diesen Kommentaren konfrontiert wirst, frage nicht nach der beabsichtigten Bedeutung *(»Was meinst Du mit naja?«)*, sondern sage: »Ja«, mach eine kleine Pause und sprich weiter über das Thema. So gibst Du der provozierenden Störung keine Bedeutung.

5 Kommunikationstipps für Führungspersonen

Führen bedeutet, in Zusammenarbeit mit anderen Menschen auf ein gemeinsames Ziel hinzuarbeiten und das Ganze im Blick zu halten.

Wenn Du eine Führungsposition bekleidest, geht es bei Deinen täglichen Gesprächen nicht nur um den Austausch von Informationen zwischen Personen, sondern vielmehr auch um Umsetzung von Zielen und Aufgaben.

Nach unseren Erfahrungen empfinden 30–40 Prozent der Pflegenden die Kommunikation von Führungspersonen als nicht gelungen und nicht wertschätzend. Wenn die Kommunikation mit Deinen Mitarbeitenden nicht gut läuft, gerätst Du als Führungsperson in einen Teufelskreis.

Der Teufelskreis (▶ Abb. 8), der aus geringschätzender Kommunikation durch Führungspersonen entsteht, zieht unzufriedene Mitarbeitende, Pflegefehler, unzufriedene Kunden und Angehörige nach sich, dessen Auswirkungen häufig auch wirtschaftliche Unternehmensentwicklungen und eine schlechte Pflegequalität bewirken.

Die Außenwirkung von Unternehmen als attraktive und professionelle Dienstleister sowie als Arbeitgeber steht und fällt mit der Kommunikationskompetenz ihrer Führungspersonen.

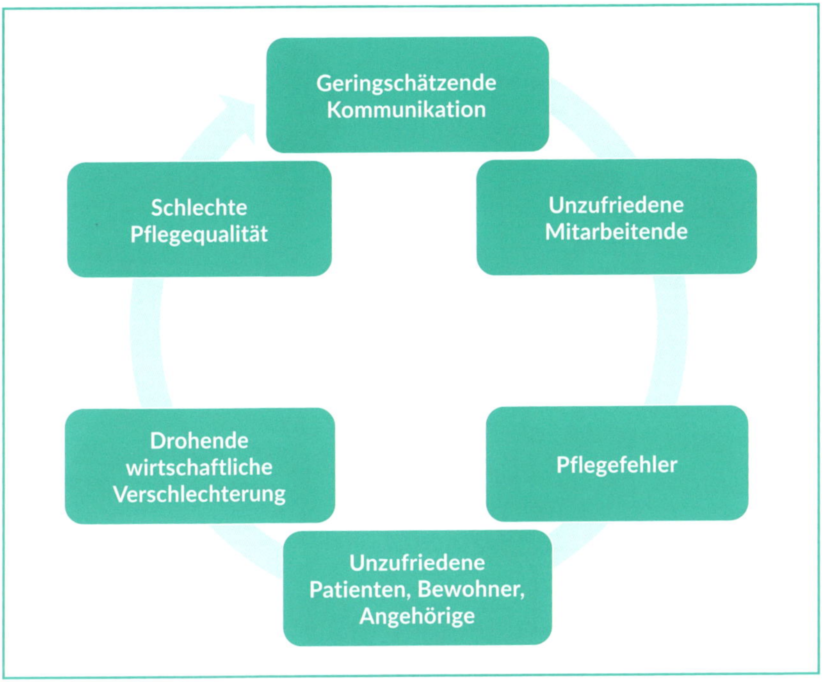

Abb. 8: Der Teufelskreis der geringschätzenden Kommunikation.

5.1 Mit dem Einkaufswagen in den Kommunikations-Fachmarkt

Auch als Führungsperson solltest Du gezielt reflektieren: In welchen Bereichen fühle ich mich sicher und in welchen Bereichen sollte ich meine Kommunikation optimieren?

Du kannst hier auch mit dem Bild »Der persönliche Einkaufswagen in den Kommunikations-Führungs-Fachmarkt« (▶ Abb. 9) arbeiten. Überlege: Welche Auswahl triffst Du?

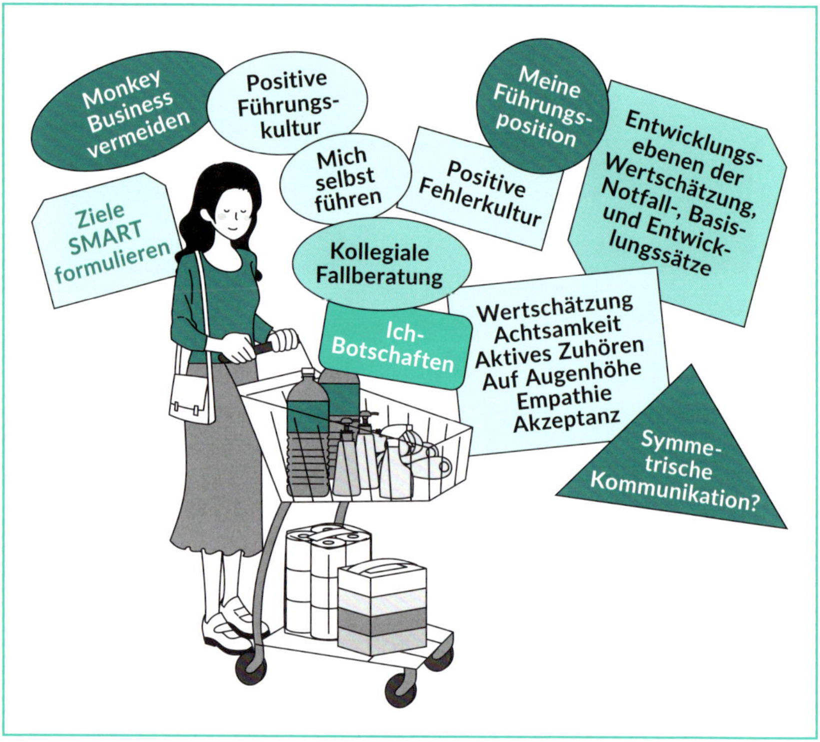

Abb. 9: Mit dem persönlichen Einkaufswagen in den Kommunikations-Führungs-Fachmarkt.

Im Folgenden zeigen wir Dir einige Aspekte, die Dich auf Ideen bringen können.

5.1.1 Symmetrische Kommunikation

Dir sollte bewusst sein: Kommunikation findet entweder symmetrisch auf Augenhöhe statt, und zwar bei gleichberechtigten und gleich starken Partner*innen, oder komplementär. Komplementäre Kommunikation bedeutet, dass die Kommunikationspartner* innen nicht gleichberechtigt oder gleich stark sind.

Wenn Du in der Führung tätig bist, hast Du es also grundsätzlich erst einmal mit komplementärer Kommunikation zu tun, bei der es einen »superioren (stärksten) und inferioren (schwächsten)« Partner gibt.

Systematische und wertschätzende Mitarbeiterführung ist primär menschliche Begegnung. Menschliche Begegnung sollte immer wertschätzend stattfinden.

5.1.2 Positive Führungskultur

Im Sinne einer positiven Führungskultur ist eine wertschätzende Kommunikation unabdingbar. Mitarbeitende sind Individuen. Sie bringen ihre Ecken und Kanten und ihre zentralen psychischen Bedürfnisse mit ins Pflegeunternehmen, genauso wie an jeden anderen Ort dieser Welt.

Menschen, die von Dir geführt werden, stellen Anforderungen an Dich als Führungsperson, die Dich in Deiner Kommunikation und Haltung herausfordern.

Führungspersonen, die wegen ihrer fachlichen (und nicht wegen ihrer Führungs-) Leistung befördert wurden, sollten nicht glauben, Führung erledige sich »nebenbei«. Führung ist keine »Nebentätigkeit« neben der »eigentlichen Arbeit«.

5.1.3 Wenn Führungspersonen moderieren

Eine Führungskraft muss vornehmlich moderieren, koordinieren, inspirieren, netzwerken und vermitteln. Sie muss Türen öffnen, Hürden entfernen und Freiräume schaffen, damit die Leute lossprinten können. Manchmal müssen Führungskräfte auch wie ein Katalysator wirken. (Ein Katalysator erhöht die Reaktionsgeschwindigkeit und senkt die Aktivierungsenergie, ohne dabei selbst verbraucht zu werden).

Gute und gelungene Führung sorgt dafür, dass Entfaltungsräume für Handlungsoptionen entstehen. Menschen entwickeln sich durch Selbstorganisation und Eigenverantwortung. Entscheidungskompetenz lässt Menschen stark werden. Reflexionsfähigkeit macht sie kritisch und selbstsicher. Selbstinitialisierte Weiterentwicklung macht sie anspruchsvoll.

Deine Hauptaufgabe als Führungsperson besteht darin, Menschen dazu zu bringen, besser zusammenzuarbeiten und gemeinsam gute Entscheidungen zu treffen.

Tipp

Versuche auch als Führungsperson folgende Regeln zu beachten:

- Beachte im Gespräch immer Deine Emotionen und die Deines Gegenübers.
- Wir reden nacheinander. Es spricht nur eine Person.
- Mitarbeitende sprechen möglichst mit gleichem Redeanteil.
- Sollte es notwendig sein, unterbreche das Gespräch.
- Sende Ich-Botschaften statt Du-Botschaften.
- Achte auf nonverbale Körpersignale bei Dir und anderen.
- Sach- und Beziehungsebene sind gleichwertig.
- Stärke die Eigenverantwortung Deiner Mitarbeitenden.
- Frage, ob Deine Mitarbeitenden Vorschläge haben, bevor Du sagst, »wie es geht«.
- Formuliere Ziele und Arbeitspakete nach den SMART-Kriterien (▶ Kap. 5.2).

Achte die Grundbedürfnisse Deiner Mitarbeitenden. Sei sensibel für den individuellen Unterstützungsbedarf Deiner verschiedenen Mitarbeitenden. Reflektiere Deine Grundhaltung und die Gefühle Deiner Mitarbeitenden und Deine eigenen.

Plane und nimm Dir Steuerungs- und Führungszeit. Du musst auf Dich, Deine Gefühle und Deine Ressourcen achten. Es nützt Dir, dem ganzen Team und auch Deinen Vorgesetzten nichts, wenn Du nicht mehr schwimmen und Lotse sein kannst, sondern untergehst.

Wichtig **Der richtige Fokus**

Eine kompetente Führungsperson im Pflegeberuf fokussiert ihre Mitarbeitenden, priorisiert die Aufgaben und Arbeitspakete mit Blick auf die Kunden/Patienten/ Bewohner..., um bestmögliche Pflegeergebnisse zu erzielen.

5.2 Ziele SMART formulieren

Hier noch ein paar Tipps, wie Du Deine Erwartungen und Ziele so konkret wie möglich formulieren kannst. Für Deine Vereinbarungen im Jahresgespräch, aber auch für persönliche Ziele, bietet sich die SMART-Methode an. Mit dieser Methode kannst Du einfach überprüfen, ob Deine Ziele und Vereinbarungen so konkret wie möglich definiert sind.

Dabei stehen die Buchstaben SMART für bestimmte Eigenschaften, die ein gut formuliertes Ziel haben sollte:

- **S** für »Spezifisch« – Ist das Ziel so konkret wie möglich beschrieben: Was? Wie? Womit?
- **M** für »Messbar« – Woran ist der Erfolg zu messen?
- **A** für »Attraktiv und Akzeptiert« – Ist die Erreichung des Ziels ansprechend und erstrebenswert. Hat die Mitarbeiterin bzw. der Mitarbeiter das Ziel angenommen, d. h. akzeptiert?
- **R** für »Realistisch« – Ist das Ziel unter den gegebenen Rahmenbedingungen erreichbar?
- **T** für »Terminiert« – Bis wann/in welchem Zeitraum soll das Ziel erreicht sein?

5.2.1 Check: die SMART-Regel

Mit folgenden Fragen kannst Du überprüfen, ob Dein Ziel SMART-Eigenschaften besitzt:

- Beschreibt das Ziel konkrete (**S**), kleinschrittige (**M**) Handlungen?
- Kann ich das Ziel mit meinem vorhandenen Wissen und Kompetenzen erreichen? (**A**)
- Steht mir das Material, das ich zur Zielerreichung benötige, zur Verfügung? (**R**)
- Hat das Ziel einen bestimmten Zeitrahmen und ist dieser ausreichend zur Erreichung? (**T**)

Die Führungskraft muss Ziele vorgeben, Arbeitspakete festlegen und delegieren. Kennst Du das Monkey-Business?

5.3 Monkey-Business verstehen

Mitarbeitende versuchen (unauffällig) eine ihnen übertragene Aufgabe an die Führungsperson zurückzugeben. Blanchard et al.[11] vergleichen die Aufgabe, die delegiert werden soll, mit einem Affen (englisch: Monkey). Wer gerade an der Aufgabe arbeitet und für die nächsten Schritte verantwortlich ist, trägt diesen Affen auf der Schulter. Das kostet Zeit und Mühe: Der Affe will gefüttert, gestreichelt und unterhalten werden. Kein Wunder, dass Deine Mitarbeitenden unter Umständen zügig versuchen, den Affen wieder loszuwerden.

Dies geschieht nebenbei. Zwischen Tür und Angel oder mit einer beiläufigen E-Mail wird der Führungsperson berichtet, dass der Mitarbeitende in einer bestimmten Sache nicht weiterkommt.

[11] Vgl. Blanchard K, Oncken W Jr., Burrows H (2002): Der Minuten Manager und der Klammer-Affe. rororo 14/2002. Reinbek bei Hamburg.

Die Führungsperson hat keine Zeit für ein längeres Gespräch und verspricht kollegial, sich um die Sache zu kümmern. Der Monkey springt in diesem Moment von der Schulter des Mitarbeitenden auf die Schulter der Führungsperson.

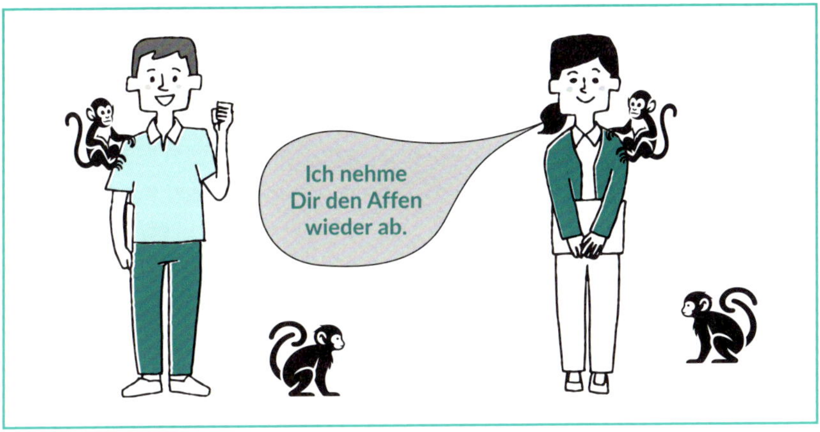

Abb. 10: Monkey-Business – Den Affen zurücknehmen.

Es lohnt, sich mit dem sogenannten »Monkey-Business« zu befassen, um zu begreifen warum Aufgaben immer wieder bei Dir landen und Du also wieder im Monkey-Business gelandet bist.

Mit Monkeys (Affen) sind keineswegs unfähige Mitarbeitende gemeint! Die Monkeys (Affen) stehen nur symbolisch für die Verantwortung, die jeder Mitarbeitende in der Einrichtung zu tragen hat.

5.4 Monkey-Business – Rückdelegation vermeiden

Wenn Du nicht aufpasst, liegt die Verantwortung für unterschiedlichste Aufgaben immer wieder bei Dir – der Affe springt stets zurück auf Deine Schulter. Wenn Du das nicht rechtzeitig durchschaust, versammelt sich bald eine ganze Affenhorde auf Deinen Schultern. Ehe Du Dich versiehst, steckst Du fest im Monkey-Business. Wenn Du so arbeitest, entmutigst und entmündigst Du Deine Mitarbeitenden.

Manche Führungskräfte versuchen, Arbeit zu delegieren, machen dabei aber Fehler. Sie überlegen sich z. B. vor der Delegation nicht, ob die konkreten Mitarbeiter*innen wirklich für die Aufgabe geeignet sind. Das führt dazu, dass Aufgaben wieder auf dem Schreibtisch der Führungskraft landen. Wer die Delegation nicht beherrscht, treibt sich in die Überforderung. Delegation bedeutet Übertragung einer Aufgabe einschließlich der Verantwortung dafür.

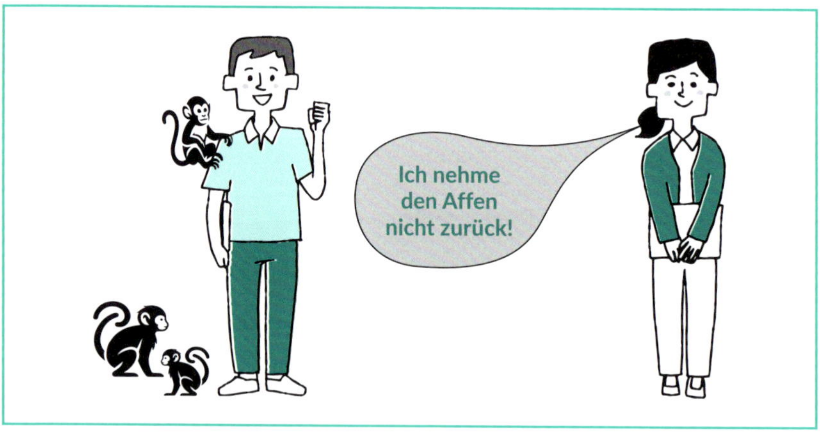

Abb. 11: Monkey-Business – Den Affen nicht zurücknehmen.

Strategien gegen das Monkey-Business können sein:

- Weise das Teammitglied höflich, aber bestimmt darauf hin, dass Du von ihm eine Lösung für das vermeintliche Problem erwartest.
- Besprich das Problem nicht nebenbei, sondern verabrede ggf. einen Gesprächstermin.
- Kläre im Gespräch gemeinsam mit dem Teammitglied, wie er weiter verfahren kann – Gib den Monkey zurück.
- Triff situationsspezifische Vereinbarungen, z. B. soll das Teammitglied eine Lösung vorschlagen, sie eigenständig umsetzen, die Leitung nur informieren, wie das Problem gelöst wurde. Werde nur nach eingehender Prüfung selbst tätig.

Tipps

- Lade Dir selbst nicht wieder den Affen auf.
- Locke den Affen nicht aktiv zu Dir heran.
- Bitte um etwas Zeit, um über eine Lösung nachzudenken.
- Überlege: Wen gibt es noch im Team, der Unterstützung bieten könnte?
- Überlege und schätze ein: Wird es der Mitarbeitende ohne Dich wirklich nicht schaffen?
- Erfrage bei Deinen Mitarbeitenden alternative Lösungsvorschläge. Wer das Problem hat, soll Dir drei Vorschläge unterbreiten.
- Sage: *»Ich kann Dich verstehen. Was kann ich tun, damit Du die Aufgabe bewältigen kannst? Was würde Dir helfen?«*
- Sage: *»Darüber werde ich nachdenken. Ich bitte Dich auch alternative Lösungen zu suchen und mir vorzuschlagen.«*

Tab. 12: Übungs- und Entwicklungssätze zur Abwehr des Affen

Falsch	Richtig
Achtung Monkey-Business-Gefahr	**Übungs- und Entwicklungssätze zur Abwehr des Affen**
»Ich bekomme am Wochenende Besuch. Kannst Du das übernehmen?«	*»Wer könnte den Auftrag alternativ für Dich übernehmen, wenn Du unumgänglich verhindert bist?«*
»Ich bin so zugemüllt mit Arbeit. Ich wollte das zwar machen, aber ich komme nicht dazu.«	*»Bitte denke bis morgen darüber nach, welche Lösung wir finden können.«*
»Mir fehlen wichtige Informationen. Die Aufgabe kann ich nicht lösen.«	*»Bitte benenne die fehlenden Informationen. Wer kann Dir die entsprechenden Informationen beschaffen?«*

Bestimmte Führungspersönlichkeiten, wie z. B. Perfektionisten oder Personen, die denken »*Ohne mich klappt es einfach nicht*«, »*Die Arbeit landet sowieso wieder bei mir*«, »*Ich kann es eh besser*«, »*Ich bin der Chef, das mache ich besser selbst*«, sind prädestiniert dafür, in die »Rückdelegationsfalle« zu tappen.

Tipp

Vermeide Rückdelegation, da Du dadurch Dein Team schwächst und Dich überforderst.

5.4.1 Check: Dein Monkey-Business

Frage Dich selbstkritisch aus der Führungsposition heraus:

- Bin ich zu schnell und kann ich nicht abwarten, bis Mitarbeitende die Arbeit erledigt haben?
- Bin ich ein Perfektionist, dem man es nicht recht machen kann?
- Bin ich der Meinung, dass keiner so viel und so effektiv wie ich selbst arbeite?
- Macht es mir Spaß, wenn meine Mitarbeitenden sagen: *»Das schaffe ich nicht.«* Sage ich dann gern: *»Ok, dann mache ich es selbst«*?
- Kann ich schlecht Nein sagen und reagiere (zu stark) auf emotionale Begründungen meiner Mitarbeitenden, etwa (Schein-)begründungen wie: *»Ich bin noch nicht dazu gekommen. Ich hatte anderes zu tun«*?
- Habe ich schon einmal gesagt: *»Ich glaub, ich krieg 'nen Affen«*?

5.4.2 Check: Deine Führungsposition

Worte, zumal wenn sie unbedacht oder nach eingeschliffenen Mustern gesprochen werden, können viel Schaden anrichten. Aber empathische Gesprächsführung kannst Du lernen und trainieren. Es ist nie zu spät für einen ersten Schritt.
Schlechte Führungskräfte bewirken schwierige Atmosphären und Konflikte im Team. Lob und Anerkennung finden nicht statt, sondern es wird nur gesagt, was getan werden muss.

Viele Pflegepersonen beklagen, dass sie ihr persönliches Pflegetalent nicht einbringen können und sich nur ans Konzept halten sollen.

Tipp
Überlege, bevor Du delegierst: Was kann eine Pflegeperson gut? Kannst Du sie entsprechend der Kompetenz einsetzen? Anderenfalls besteht die Gefahr: Das Pflegetalent verkümmert.

Diskutiere und überprüfe folgende Aussagen:

- Wer pflegt, der führt.
- Wer führt, der steuert.
- Wer führt, hat Macht.
- Wer bewertet, hat Macht.
- Wer fragt, der führt.
- Fragen und Zuhören sind eine der wesentlichen Führungsinstrumente, wenn nicht sogar die wichtigsten.
- Wirke ich als Führungskraft authentisch?
- Vertrete ich eine Haltung? Welche Haltung vertrete ich?
- Wirke ich für meine Mitarbeitenden konstruktiv?
- Beachte und beherrsche ich WIN-WIN-Strategien?
- Setze ich mir in Gesprächen Ziele und bin ich zu Verhandlungen bereit?
- Sind mir meine eigenen Interessen bekannt?
- Kann ich gut verhandeln und gehe ich dabei kleinschrittig vor?
- Kann ich Personen und Sache inhaltlich trennen?
- Kann ich gut einen Perspektivenwechsel einnehmen und mich in andere Personen hineinversetzen?
- Kann ich überzeugende Argumente Anderer tolerieren oder akzeptieren?
- Gelingt es mir, mich möglichst an objektiven Kriterien zu orientieren?
- Kann ich gut aktiv zuhören und meine Gesprächspartner richtig wahrnehmen?
- Kann ich gewaltfrei kommunizieren und übe ich wenig (keine) Macht aus?
- Agiere ich konfliktlösend oder gehe ich Konflikten aus dem Weg?

5.5 Kollegiale Fallberatung als niederschwellige Methode nutzen

Zur Stärkung Deiner eigenen Ressourcen und zum notwendigen Perspektivenwechsel, den Führungskräfte regelmäßig praktizieren sollen, kann die Kollegiale (Fall-)Beratung dienen. Mit der Kollegialen Fallberatung kannst Du Dich mit anderen, frei gewählten Führungskräften vernetzen und dazu beitragen, dass eine Kultur der gegenseitigen Unterstützung, Wertschätzung und Wissensweitergabe gestärkt wird.

Die Unterstützung des kontinuierlichen Selbstlernens der Führungskräfte durch die Kollegiale Fallberatung macht Dich und Deine Mitarbeitenden unabhängig von externer Beratung.

5

Kollegiale Fallberatung kann flexibel, unbürokratisch und ressourcenschonend eingesetzt werden und hat den Nutzen, einen hohen Praxisbezug zu haben.[12] Kollegiale Fallberatung verspricht Dir eine schnelle Wirksamkeit. Durch diese Methode können punktgenau jene Themen identifiziert werden, die Dich als Führungskraft umtreiben.

Als Schlüsselfrage können neben Handlungsfragen auch Fragen zur eigenen Kommunikation eingebracht werden. Beispiel: *»Wie kann ich das folgende komplizierte Gespräch (...) strukturell und inhaltlich aufbauen...?«*

Die entwickelten Lösungen der Kollegialen Fallberatung sind sofort umsetzbar. Durch den offenen und kollegialen Austausch der Führungskräfte untereinander werden Kontextbedingungen im Unternehmen und Dein eigenes Handeln reflektiert. Mit der Kollegialen Fallberatung kann eine Kultur des Voneinander- Lernens auch in Deinem Unternehmen geprägt werden.

Tipp

Gute Führung kannst Du lernen und an Deinem Führungsstil solltest Du kontinuierlich arbeiten. Nutze zur Beratung, zum Perspektivenwechsel und zur Reflexion die Kollegiale (Fall)Beratung, wenn Du in der Führung tätig bist.

---

[12] Vgl. Kriesten U (2019): Kollegiale Fallberatung: Ein Lehr- und Praxishandbuch. Schlütersche, Hannover.

5.6 Entwicklungssätze für Führungspersonen – Falsch-Richtig

Übe mit Übungs- und Entwicklungssätzen, wie Du in Führungsgesprächen richtig formulieren kannst. Hier einige falsche und richtige Beispielsätze für Führungspersonen.

Tab. 13: Übungs- und Entwicklungssätze für Führungspersonen – Von unreflektierten zu konstruktiven Sätzen

Falsch	Richtig
Unreflektierte Sätze von Führungspersonen	**Konstruktive Übungs- und Entwicklungssätze von Führungspersonen**
»Mir sind die Hände gebunden.«	*»Was würden Sie direkt ändern? Ich ärgere mich auch darüber, dass die Strukturen so sind – was wäre denn Ihr Lösungsvorschlag? Was könnten wir unter den gegebenen Voraussetzungen verändern?«*
»Das haben wir schon immer so gemacht.«	*»Das ist eine interessante Idee, aber wie passt sie zu unseren bisherigen Erfahrungen? Hast Du eine Idee, wie wir das verändern können? Da benötige ich Deine Expertise. Wie können wir es anders machen?«*
»Deinen Job hätte ich gerne.«	*»Hättest Du Zeit für mich, wir müssen mal über meinen Job/meinen Aufgabenbereich sprechen. Ich würde mich gerne mit Dir zusammensetzen und über die Aufgabenbereiche sprechen. Wie können wir die Verteilung optimieren?«*
»Ich kann gerade nicht. Ich bin zu beschäftigt.«	*»In zehn Minuten habe ich für Sie Zeit oder ist es so wichtig, dass ich meine Tätigkeit direkt unterbrechen soll?«*
»Das ist nicht mein Problem.«	*»Ich verstehe Deine Situation, ich werde das Thema auf meine Agenda setzen«.* Oder: *»Das ist eine schwierige Angelegenheit, aber vielleicht gibt es eine andere Lösung. Wir werden uns im Team darüber beraten.«*
»Ich habe hier das Sagen.«	*»Danke, dass Du mir Deine Sichtweise mitgeteilt hast. Ich muss die Entscheidung in dieser Angelegenheit treffen.«*
»Das haben andere auch schon versucht.«	*»Wie wäre denn Dein Lösungsansatz? Hast Du einen konkreten Vorschlag, wie wir diese Sache lösen könnten?«*

Falsch	Richtig
Unreflektierte Sätze von Führungspersonen	**Konstruktive Übungs- und Entwicklungssätze von Führungspersonen**
»Wenn Du nicht willst, ich habe genügend Interessenten.«	*»Wie kann ich Dich denn noch (dafür) gewinnen, wie kann ich Dich ins Boot holen?«*
»Hast Du die Probleme auch in anderen Bereichen?«	*»Wo brauchst Du Unterstützung oder Feedback?«*
»Ich kann nichts für Dich tun.«	*»Lass uns gemeinsam Lösungsansätze suchen und reflektieren.«*
»Morgen müssen wir besonders viel schaffen. Überlegt Euch, wer am Wochenende einspringen kann.«	*»Ihr habt heute viel geleistet. Habt Ihr Vorschläge, was wir morgen im Dienstplan optimieren können?«*
»Du hast morgen den Dienst zu übernehmen.«	*»Wir haben zurzeit eine schwierige Dienstplangestaltung. Wer einspringt, bekommt einen geplanten freien Tag an einem freien Wochenende.«*
»Mir ist egal, wer und wann das gemacht wird. Hauptsache, es wird endlich überhaupt gemacht.«	*»Gibt es einen Plan, wer die Arbeitspakete übernimmt? Bis wann werden sie abgearbeitet sein?«*
»Macht mal, ich werde nichts kontrollieren.«	*»In dieser Sache habt Ihr die volle Verantwortung. Das schätze ich sehr.«*
»Versuch es mal, wie weiß ich nicht und es ist mir auch egal.«	*»Ich benötige Deine Expertise. Kannst Du Lösungsvorschläge und Termine erarbeiten?«*
»Da fühle ich mich persönlich angepisst.«	*»Ich benötige eine Denkpause.«*
»Ich habe keine Zeit, mich mit euren Konflikten zu befassen.«	*»Hier scheint ein schnelles Konfliktmanagement von Bedeutung zu sein.«*
»Wer Fehler macht, der hat die Konsequenzen selbst zu tragen. Ich halte meinen Kopf nicht für Euch hin.«	*»Eine positive Fehlerkultur ist uns wichtig. Wir lernen aus Fehlern. Für uns ist es wichtig, Fehler zu benennen und Prozesse zu optimieren.«*
»Ich mache hier die Pläne.«	*»Gut, dann mache ich das jetzt so ... und Sie sind für ... zuständig. Ist das so ok für Sie?«*

Falsch	Richtig
Unreflektierte Sätze von Führungspersonen	**Konstruktive Übungs- und Entwicklungssätze von Führungspersonen**
»Ihre Meinung interessiert mich nicht.«	*»Wie sehen Sie die Situation? Verstehen Sie meine Sichtweise?«*
»Du machst immer den gleichen Fehler.«	*»Mir ist aufgefallen, dass …«* *»Ich habe den Eindruck, dass …«*
»Mir haben die anderen auch schon berichtet, dass Du …«	*»Ich habe bemerkt, dass … Für mich …«* *»Ich erlebe das als …, weil …«*
»Dein Verhalten ist den Kollegen von Dir sauer aufgestoßen.«	*»Das bewirkt bei mir, dass …«*
»Ich sehe hier keine Lösung.«	*»Wie lösen wir die Situation?«*
»Du manövrierst Dich und mich immer in die gleiche Situation.«	*»Wie behandeln wir solche Situationen in Zukunft?«*

5.7 Check: Verantwortlich führen

Führe Dich selbst, bevor Du andere führst – in Hinblick auf Integrität, Respekt, Werte, Wertschätzung, Wissen, Worte und Handlungen. Selbst-Führung ist Reflexion der eigenen persönlichen Werte, Muster und Ideale, die über die Kommunikation in den Führungsalltag fließen und das Zusammenspiel mit den Mitarbeitern gestalten.

Führungsarbeit erfordert kontinuierliche Selbst-Reflexion, Persönlichkeitsentwicklung und Rollendefinition.

Tab. 14: Reflexion: Führungsverhalten im Kontext Kommunikation

	Führungsverhalten im Kontext Kommunikation	1 Trifft gar nicht zu	2	3	4	5 Trifft voll zu
1	*Ich möchte eine Führungskraft, also ein Menschenspezialist werden und sein. Ich möchte ein/e Möglichmacher*in und Brückenbauer*in in die Zukunft sein.*					
2	*Ich frage eine Mitarbeitende, welche Arbeits-, und Entwicklungspakete sie in fünf Jahren interessieren.*					
3	*Ich schätze mein Führungsverhalten als kompetent und wirkungsvoll ein.*					
4	*Ich kann adäquat, partnerschaftlich und auf Augenhöhe erklären, informieren und anleiten.*					
5	*Ich nehme mein Team als wesentliche Ressource für die zu leistende Arbeit wahr.*					
6	*Ich berate professionell und arbeite mit Mitarbeitenden und Kund*innen im interaktiven Netzwerk.*					
7	*Ich reflektiere meine Rolle in Konfliktsituationen und befähige meine Mitarbeitenden, Auszubildenden und Kund*innen zur selbständigen oder gemeinsamen Konfliktlösung.*					
8	*Ich frage meine Mitarbeitenden: Wo sehen Sie sich in fünf Jahren?*					
9	*Ich strebe Win-Win-Situation für alle Parteien an.*					
10	*Ich kann zwischen Personen und Sachthemen trennen.*					
11	*Ich fördere Kollegiale Beratung.*					
12	*Mir ist das Prinzip von Monkey-Business bekannt.*					

	Führungsverhalten im Kontext Kommunikation	1 Trifft gar nicht zu	2	3	4	5 Trifft voll zu
13	*Es gelingt mir in der Kommunikation mit meinen Mitarbeitenden, Monkey-Business gar nicht erst entstehen zu lassen.*					
14	*Ich vermeide Rückdelegation und kenne Strategien, um Rückdelegation zu vermeiden.*					
15	*Ich kenne Kommunikations- und Hilfsregeln, die für die Moderation und Führung von Gruppen wichtig sind.*					
16	*Ich kann bei Mitarbeitenden zwischen Positionen und Interesse unterscheiden.*					

6 Coaching-Notizen: Jetzt musst Du selbst arbeiten

Du kannst sprechen und Dich mit anderen Menschen verständigen.
Du kannst Gefühle ausdrücken
und professionelle Kommunikation optimieren.

Nun musst Du selbst arbeiten. Coache Dich selbst, indem Du die folgenden Fragen regelmäßig, ehrlich und gründlich überlegst und beantwortest.

6.1 Coaching-Notizen 1 – Gedanken

Verwende die folgenden Fragen zur Vorbereitung von Gesprächen und schwierigen Situationen. Die Fragen helfen Dir beim Sortieren Deiner Gedanken.

Notiere Dein Thema. Welches Gespräch steht an?

____

____

Was ist positiv an dem anstehenden Gespräch?

____

____

Was ist die größte Gefahr? Was kann schlimmstenfalls passieren?

Was sind Deine Bedenken?

Welche Themen werden das Gespräch bestimmen?

Was spricht für die Themen und was spricht dagegen?

Womit und wie fängst Du an?

Wer kann Dich unterstützen und wo kannst Du Rat holen?

6.2 Coaching-Notizen 2 – Emotionen

Du weißt: Verhaltens- und Erziehungsmuster (alte Verletzungen) übertragen sich in das Jetzt.

Du lernst: Was sind Verhaltensmuster aus Deiner Biografie, die in der aktuellen Situation eine Rolle spielen?

Verwende die folgenden Fragen damit Du Verhaltensmuster entlarven kannst, damit Dich keine negativen Emotionen beherrschen.

Welche Gefühle bewegen Dich am meisten?

___

___

Haben diese Gefühle mit Deinen biografischen Erlebnissen zu tun?

___

___

Was sind Verunsicherungen, Ängste und Befürchtungen?

___

___

Was stärkt Deine Position und was macht Dich sicher?

___

___

6.3 Coaching-Notizen 3 – Drei F

Sind Dir die drei F (Fun, Fame und Flocken) als Motivatoren bekannt?

Wie ausgeprägt schätzt Du Deine drei F ein?

Wie sehr beeinflussen Dich die drei F auf Dein berufliches Wirken, Dein privates oder persönliches Handeln und auf Deine Persönlichkeitsentwicklung?

Kannst Du Deine drei F aktiv optimieren, um Deine Motivation zu stabilisieren?

6.4 Coaching-Notizen 4 – Drei P

Die drei P stehen für Pflege, Personsein und Persönlichkeit. Kannst Du die drei P in einen schlüssigen Zusammenhang bringen, wenn Du ein Gespräch mit zu Pflegenden planst?

____

____

____

Ist Dir bewusst, dass zu Deiner Kommunikation und Interaktion im Pflegeberuf eine Person-zentrierte Kommunikation gehört?

____

____

____

Begegnest Du Personen mit Achtung und Würde?

____

____

____

Berücksichtigst Du bei Deiner Arbeit die Persönlichkeit der Dir anvertrauten Personen?

____

____

____

6.5 Coaching-Notizen 5 – Drei E

Kannst Du auf die Emotionen und Gefühle Deines Gegenübers eingehen, bevor Du im Gespräch zu sachlichen Dingen kommst?

Kannst Du im Gespräch empathisch auf die Emotionen Deines Gegenübers reagieren und das Gespräch trotzdem führen?

Kannst Du Gespräche mit der Struktur des Drei-E-Kommunikationsmodells der Balance aufbauen?

Gelingt es Dir auch in schwierigen Gesprächen, Dich an Deinem Gesprächsziel zu orientieren?

Literatur

Bartholomew K (2009): Feindseligkeit unter Pflegenden beenden. Wie sich das Pflegepersonal gegenseitig das Leben schwer macht und den Nachwuchs vergrault - Analysen und Lösungen. Hogrefe, Göttingen.

Berne E (1961): Die Transaktions-Analyse in der Psychotherapie: Eine systematische Individual- und Sozialpsychiatrie (Originaltitel: Transactional Analysis in Psychotherapy: A Systematic Individual and Social Psychiatry). 1961, übersetzt von Ulrike Müller. Junfermann, Paderborn.

Berne E (1976): Spiele der Erwachsenen. Psychologie der menschlichen Beziehungen. 2. Auflage. Rowohlt, Reinbek bei Hamburg.

Bessin C, Fuchs-Frohnhofen P (2016): Wertschätzung für Pflegeberufe fördern. Wertschätzende Führung in der Altenpflege als Verantwortung der Organisation. Supplement 2012 | 20. Jahrgang. PABST SCIENCE PUBLISHERS Lengerich.

Blanchard K, Oncken W Jr., Burrows H (2002): Der Minuten Manager und der Klammer-Affe. rororo 14/2002. Reinbek bei Hamburg.

Cordini M (2015): Monkey-Business. Wo sitzen die Affen in Ihrem Unternehmen?

Fisher R, Ury W, Patton B (1984): Das Harvard-Konzept, 23. Auflage, Campus, Frankfurt/M.

Fraefel Urban (2017): Wo ist das Problem? Kernideen des angloamerikanischen Reflexionsdiskurses bei Dewey und Schön. In: Berndt C, Häcker T, Leonhard T (2017): Reflexive Lehrerbildung revisited. Traditionen – Zugänge – Perspektiven. Bad Heilbronn, Klinckhardt.

Hannawa A (2018): Saccia – Sichere Kommunikation. Fünf Kernkompetenzen mit Fallbeispielen aus der pflegerischen Praxis. De Gruyter, Berlin.

Hinding B, Akca S, Kastner M (Hrsg.) (2012): Wertschätzung in der Pflege. Wertschätzung im Stationsalltag (eBook). Ein Handlungsleitfaden zur Förderung wertschätzender Führung. PABST SCIENCE PUBLISHERS Lengerich.

Hurrelmann K, Richter M (2013): Gesundheits- und Medizinsoziologie. Eine Einführung in sozialwissenschaftliche Gesundheitsforschung. Beltz Juventa, Weinheim und Basel.

Karpman S (1968): Fairy tales and script drama analysis. Transactional Analysis Bulletin 7 (26), S. 39–43.

Kitwood T (2019): Demenz – der personenzentrierte Ansatz im Umgang mit verwirrten Menschen. Hogrefe, Göttingen.

Kriesten U (2019): Kollegiale Fallberatung - Professionelle Pflegekompetenz optimieren: Ein Lehr- und Praxishandbuch. Schlütersche, Hannover.

Kriesten U (2021): Praxisanleitung – gesetzeskonform, methodenstark & innovativ. So setzen Sie das Pflegeberufegesetz praktisch um. Schlütersche, Hannover.

Kriesten U, Becker M (2022): Kommunizieren und Führen in der Pflege – gewusst wie. Schlütersche, Hannover.

Leymann H (1993): Mobbing: Psychoterror am Arbeitsplatz und wie man sich dagegen wehren kann. Rororo, Reinbek bei Hamburg.

Rogers CR (1973): Entwicklung der Persönlichkeit: Psychotherapie aus der Sicht eines Therapeuten. Klett-Cotta, Stuttgart.

Rogers CR (1983): Die klientenzentrierte Gesprächspsychotherapie. Fischer Verlag, Berlin.

Rosenberg MB (2012): Gewaltfreie Kommunikation, Eine Sprache des Lebens. Junfermann, Paderborn.

Schlegel L (2002): Handwörterbuch der Transaktionsanalyse. Sämtliche Begriffe der TA praxisnah erklärt. 2. Aufl. Herder, Freiburg im Breisgau.

Schmidbauer W (1992a): Wie Gruppen uns verändern – Selbsterfahrung, Therapie und Supervision. Kösel, München.

Schmidbauer W (1992b): Hilflose Helfer: Über die seelische Problematik der helfenden Berufe. Rowohlt, Reinbek bei Hamburg.

Schulz von Thun F (2011): Miteinander Reden 1. Störungen und Klärungen. Sachbuch Rowohlt Verlag, Reinbek bei Hamburg.

Schulz von Thun F (1997): Miteinander Reden 2. Stile, Werte und Persönlichkeitsentwicklung. Rowohlt, Reinbek bei Hamburg.

Thomas C (2020): Reaktanz – Blindwiderstand erkennen und umnutzen: 7 Schlüssel für ein besseres Miteinander. Adeo Verlag, Asslar.

Watzlawick P (2024): Axiome. https://www.paulwatzlawick.de/axiome.html

Register